新编精神病学习题集

（单选题）

窦建军等　主编

中医古籍出版社

图书在版编目（CIP）数据

新编精神病学习题集/窦建军等主编．－北京：中医古籍出版社，2015.6

ISBN 978－7－5152－0884－8

Ⅰ.①新…　Ⅱ.①窦…　Ⅲ.①精神病学－习题集
Ⅳ.①R749－44

中国版本图书馆 CIP 数据核字（2015）第 100828 号

新编精神病学习题集

窦建军等　主编

责任编辑　刘　婷
封面设计　韩博玥
出版发行　中医古籍出版社
社　　址　北京东直门内南小街 16 号（100700）
印　　刷　北京金信诺印刷有限公司
开　　本　880mm×1230mm　1/32
印　　张　9.875
字　　数　270 千字
版　　次　2015 年 6 月第 1 版　2015 年 6 月第 1 次印刷
印　　数　0001～1500 册
书　　号　ISBN 978－7－5152－0884－8
定　　价　25.00 元

编委会

前　言

本书内容覆盖了精神病学知识的各个章节，以单选题题集的形式编排，等同于对各章节所需要掌握的知识点进行了精炼和整理，具有易懂、易记的特点，可作为精神科医生继续医学教育以及职称晋升的辅导教材。

需要特别指出的是，本书个别题目可能存在医学争议，甚至难免错误之处，期望读者阅读时辨证的进行理解。

目　录

第一章　精神病学基础

1. 关于精神病学的学科地位，以下哪种说法正确

A. 精神病学是生物医学的分支学科

B. 精神病学是行为医学的分支学科

C. 精神病学是社会科学的分支学科

D. 精神病学是临床医学的分支学科

E. 精神病学是心理学的分支学科

答案 D

2. 精神病学的生理基础是

A. 社会学

B. 神经科学

C. 心理学

D. 人类学

E. 人文科学

答案 B

3. 当前广泛提倡的新的医学模式是

A. 生物医学模式

B. 整体平衡模式

C. 心理社会模式

D. 生物－心理－社会医学模式

E. 社会文化模式

答案 D

4. 下列关于精神活动的说法，哪项是错误的

A. 精神活动是大脑机能的产物

B. 精神活动是以客观现实为基础的

C. 病态精神活动与客观现实脱离因此与客观现实无关

D. 精神活动包括认知、情感、意志等过程

E. 一般认为，人类是具有精神活动的唯一动物

答案 C

5. 目前世界卫生组织提出的健康定义为

A. 身体健康

B. 精神健康

C. 社会适应良好

D. 躯体、精神健康

E. 以上都不是

答案 E

6. 精神疾病的概念是

A. 受精神创伤后的情绪悲观

B. 未达到个人目的的内心矛盾

C. 以精神活动失调为主要表现的疾病

D. 精神疾病实际上是思想疾病

E. 以上都不对

答案 C

7. 精神障碍研究的内容不包括

A. 精神病

B. 痴呆

C. 高血压

D. 精神活性物质所致精神和行为障碍

E. 应激相关障碍

答案 C

8. 一般认为，使用成瘾性物质后产生“快感”是由于

A. 突触间隙 DA 浓度升高

B. 突触间隙 NE 浓度升高

C. 细胞内 NE 水平升高

D. 突触间隙 5 - HT 浓度增加

E. 突触间隙 DA 水平降低

答案 A

9. 据世界卫生组织（WHO）1999 年的统计，精神障碍占全球疾病总负担的比重为

A. 10.5%（中低收入国家）；23.5%（高收入国家）

B. 8%（中低收入国家）；15%（高收入国家）

C. 6%（中低收入国家）；10%（高收入国家）

D. 15%（中低收入国家）；30%（高收入国家）

E. 5%（中低收入国家）；15%（高收入国家）

答案 A

10. 精神障碍所致全球疾病负担中排首位的是

A. 酒精依赖

B. 双相情感障碍

C. 药物依赖

D. 精神分裂症及相关障碍

E. 单相抑郁

答案 E

11. 大多数研究证实脑内最重要的抑制性神经递质是

A. 5-羟色胺

B. 多巴胺

C. β-内啡呔

D. γ-氨基丁酸（GABA）

E. 生长激素释放抑制激素

答案 D

12. 在我们的诊断分类系统中主张以某些精神症状或症状群来划为某种精神疾病其创始人是

A. Andreasen

B. Bleuler

C. Kraepelin

D. Pinel

E. Schneider

答案 C

13. 关于神经系统的可塑性，以下说法哪项不对

A. 脑的结构与化学活动处于变化之中

B. 从神经元到神经环路都可能存在

C. 神经系统可塑性是行为适应性的生理基础

D. 外周神经和中枢神经系统中都存在

E. 只存在于机体的发育阶段

答案 E

14. 关于心理、社会因素与疾病的关系，下列说法不正确的是

A. 可以作为相关因素影响精神障碍的发生、发展

B. 可以作为原因因素在精神障碍的发病中起重要作用

C. 可以在躯体疾病的发生、发展中起重要作用

D. 可以引起心身疾病

E. 与躯体疾病毫无关系

答案 E

15. 关于精神病学与临床其他学科的关系，下列说法错误的是

A. 躯体疾病的症状可以作为心理应激导致焦虑、抑郁等情绪反应

B. 各种躯体疾病均可影响大脑机能而出现精神症状

C. 临床上某些药物可导致精神异常

D. 精神疾病也可以伴随一系列的内脏和代谢功能紊乱

E. 精神异常也可以使某些药物的疗效下降

答案 E

16. 以下说法错误的是

A. 精神症状是异常的精神活动

B. 异常的精神活动不都是精神症状

C. 精神症状并不是随时随地表现出来的

D. 不能因为一次检查阴性而否定其存在也不能因为一次阳性就定为精神病

E. 精神活动异常就是精神病

答案 E

17. 精神疾病的分类原则是

A. 症状学分类原则

B. 病因学分类原则

C. 病因学和症状学兼顾的分类原则

D. 症状学分类为主病因学分类为辅

E. 病因学分类为主症状学分类为辅

答案 C

18. 以下不属于心身医学研究范围的是

A. 把精神医学与行为医学的方法运用于躯体疾病预防、治疗和康复之中

B. 研究社会、心理因素与生物因素在疾病病原学、症状学、病程和预后中的相互作用

C. 提倡医疗服务的整体观念，即生物－心理－社会医学模式

D. 研究肿瘤的发病机制及其转归

E. 研究特殊的社会、心理因素与正常或异常生理功能之间的关系

答案 D

19. 有关心身疾病的描述，哪项不对

A. 也称为心理生理疾病

B. 是一组与心理紧张有关的躯体疾病

C. 有器质性病变或确定的病理、生理过程

D. 冠心病和消化性溃疡不属于心身疾病

E. 心理社会因素在疾病的发生、发展、治疗和预后中有相对重要的作用

答案 D

20. 对精神分裂症的研究表明，精神分裂症的阳性症状可能与以下因素有关

A. 皮层下边缘系统 DA 功能亢进

B. 皮层下边缘系统 DA 功能低下

C. 5－HT 系统功能亢进

D. 5 – HT 系统功能低下

E. 去甲肾上腺素系统功能不足

答案 A

21. 抗精神病药物的主要治疗作用与下列何种受体的作用有机理有关

A. 抗多巴胺受体

B. 抗去甲肾上腺素受体

C. 抗胆碱能受体

D. 抗组胺受体

E. 抗 5 – 羟色胺受体

答案 A

22. 抗精神病药物的治疗作用与下列何种通路有关

A. 结节 – 漏斗系统通路

B. 黑质 – 纹状体通路

C. 中脑 – 边缘系统通路

D. 小脑 – 大脑皮质通路

E. 小脑 – 颞叶系统通路

答案 C

23. 抗精神病药物的治疗作用主要阻断下列何种受体

A. D1 受体

B. D2 受体

C. D2 受体

D. D4 受体

E. NA 受体

答案 B

24. 精神疾病的概念是

A. 受精神创伤后的情绪悲观

B. 未达到个人目的的内心矛盾

C. 以精神活动失调为主要表现的疾病

D. 精神疾病实际上是思想疾病

E. 以上都不对

答案 C

25. 抑郁症患者的抑郁心境、食欲减退、昼夜节律紊乱、失眠等与哪种神经递质功能低下有关

A. 多巴胺（DA）

B. 5－羟色胺（5－HT）

C. 去甲肾上腺素（NE）

D. γ－氨基丁酸（GABA）

E. 谷氨酸

答案 B

26. 目前认为，新型抗抑郁药，如氟西汀主要是通过阻滞哪种神经递质的回收，产生抗抑郁作用

A. 多巴胺（DA）

B. 去甲肾上腺素（NE）

C. 5－羟色胺（5－HT）

D. γ－氨基丁酸（GABA）

E. 谷氨酸

答案 C

27. 属于兴奋性氨基酸的是

A. 谷氨酸

B. 甘氨酸

C. 多巴胺

D. 乙酰胆碱

E. 脑啡肽

答案 A

28. 属于抑制性氨基酸的是

A. 谷氨酸

B. 甘氨酸

C. 多巴胺

D. 乙酰胆碱

E. 脑啡肽

答案 B

29. 属于单胺类递质的是

A. 谷氨酸

B. 甘氨酸

C. 多巴胺

D. 乙酰胆碱

E. 脑啡肽

答案 C

30. 在各种生物、心理以及社会环境因素的影响下，大脑功能失调，导致认知、情感、意志和行为等精神活动出现不同程度障碍为临床表现的疾病，称为

A. 精神分裂症

B. 情感性精神障碍

C. 神经症

D. 心身疾病

E. 精神疾病

答案 E

31. 精神病学作为医学的一个学科来说，其发展较其他医学科要晚，现代精神病学的发展只有

A. 50 多年历史

B. 100 多年历史

C. 150 多年历史

D. 200 多年历史

E. 300 多年历史

答案 B

32. 精神病学（psychiatry）一词，来源于希腊语 psyche 和 iatria，后二者合起来是

A. 灵魂的意思

B. 躯体的意思

C. 治疗的意思
D. 治疗灵魂疾病的意思
E. 精神疾病的意思

答案 D

33. 从哪个世纪开始，法国"疯人院"院长比奈尔（Pinel）去掉了精神病人身上的铁链和枷锁，把疯人院变成了医院，精神病被看作能治疗的疾病，精神病人被看作社会的成员

A. 16 世纪
B. 17 世纪
C. 18 世纪
D. 19 世纪
E. 20 世纪

答案 C

34. 哪项不属于生物精神病学研究的范畴

A. 社会文化与精神疾病
B. 精神疾病的神经生化基础
C. 精神药物治疗学
D. 精神疾病遗传学
E. 神经放射学研究精神疾病

答案 A

35. 精神病学作为医学的一个学科，在我国发展较迟，我国第一所精神病院开设在哪个城市

A. 广州
B. 北京
C. 苏州
D. 上海
E. 南京

答案 A

36. 了解疾病遗传度最有效的办法是

A. 家系法研究

B. 双生子研究

C. 寄养子研究

D. 遗传方式研究

E. 连锁分析

答案 B

37. 精神障碍的心理、社会因素不包括

A. 应激事件

B. 情绪状态

C. 人格特征

D. 性别

E. 文化程度

答案 E

38. 心身医学的研究范围不包括

A. 研究特殊的心理社会因素与正常或异常生理功能之间的关系

B. 研究社会、心理因素与生物因素在疾病的发生、发展和预后的关系

C. 提倡生物 - 心理 - 社会医学模式

D. 把精神医学与行为医学的方法运用于躯体疾病预防、治疗和康复之中

E. 将健康与疾病有关行为科学技术和生物医学技术整合起来

答案 E

39. 以心理学为基础，对异常情感、思维、行为等进行描述、命名、归类等，并研究精神现象之间的内在联系以及与深层心理活动等的关系的一门学科是

A. 社会精神病学

B. 司法精神病学

C. 生物精神病学

D. 精神病理学

E. 精神药理学

答案 D

40. 主要研究精神疾病的病因、发病机制、临床症状、病程转归、诊断治疗，以及防治的临床医学科学，称为

A. 精神病学

B. 精神病

C. 精神障碍

D. 精神卫生

E. 神经疾病

答案 A

41. 在认知、情感、意志和行为等方面有明显障碍，致使患者歪曲地反映现实，不能适应正常的生活；具有危害自身和社会的行为者，临床上称

A. 精神病学

B. 精神病

C. 精神障碍

D. 精神卫生

E. 神经疾病

答案 B

42. 由于神经系统的病变导致的临床疾患，称为

A. 精神病学

B. 精神病

C. 精神障碍

D. 精神卫生

E. 神经疾病

答案 E

43. 第一个被任命当“疯人院”院长的是

A. Hippocrates

B. Pinel

C. Griesinger

D. Kraepelin

E. Freud

答案 B

44. 精神分析学派的创始人是

A. Hippocrates

B. Pinel

C. Griesinger

D. Kraepelin

E. Freud

答案 E

45. 第一个将“早发性痴呆”作为障碍单元来描述的是

A. Hippocrates

B. Pinel

C. Griesinger

D. Kraepelin

E. Freud

答案 D

46. 属于精神卫生一级预防范畴的是

A. 对焦虑症进行认知治疗

B. 对青少年犯罪进行法律处罚

C. 对中小学生进行心理健康教育

D. 对慢性精神分裂症进行社会技能训练

E. 对肥胖者进行饮食干预

答案 C

47. 属于精神卫生二级预防范畴的是

A. 对焦虑症进行认知治疗

B. 对青少年犯罪进行法律处罚

C. 对中小学生进行心理健康教育

D. 对慢性精神分裂症进行社会技能训练

E. 对肥胖者进行饮食干预

答案 A

48. 属于精神卫生三级预防范畴的是

A. 对焦虑症进行认知治疗

B. 对青少年犯罪进行法律处罚

C. 对中小学生进行心理健康教育

D. 对慢性精神分裂症进行社会技能训练

E. 对肥胖者进行饮食干预

答案 D

49. 不属于精神障碍范围的是

A. 人格障碍

B. 精神分裂症

C. 攻击行为

D. 神经症

E. 癔症

答案 C

50. 不属于精神障碍范围的是

A. 人格障碍

B. 精神分裂症

C. 攻击行为

D. 神经症

E. 癔症

答案 C

51. 关于精神疾病，下列说法错误的是

A. 精神疾病具有遗传性，是基因将疾病的易感性一代传给一代

B. 精神疾病的病因，包括生物学因素、社会 - 心理因素

C. 精神疾病是遗传性疾病

D. 大多数精神疾病的明确的病因、发病机制，目前还不清楚

E. 精神疾病，又称精神障碍；而精神病是一类程度严重的精神疾病

答案 C

第二章　精神疾病的诊查与分类

1. **精神疾病的分类原则是**

A. 症状学分类原则

B. 病因学分类原则

C. 病因学和症状学兼顾的分类原则

D. 症状学分类为主病因学分类为辅

E. 病因学分类为主症状学分类为辅

答案 C

2. CCMD－3 **关于癔症分类的文化下列错误的是**

A. 取消癔症

B. 将癔症从精神症中分出来单列

C. 根据我国实际情况保留癔症

D. 将癔症分为癔症性精神障碍和癔症性躯体障碍

E. 癔症与精神症分离使神经症总的诊断标准与亚型的一致性更高

答案 A

3. **按照** ICD－10 **分类心境障碍不包括**

A. 躁狂发作和抑郁发作

B. 双相情感障碍

C. 复发性躁狂症

D. 复发性抑郁障碍

E. 持续性心境障碍

答案 C

4. **关于性指向障碍下列说法错误的是**

A. CCMD－3 保留同性恋和双性恋这一分类

B. ICD－10 不再保留同性恋这一分类

C. DSM－IV 不再保留同性恋这一分类

D. 性指向障碍即同性恋及双性恋

E. 同性恋或双性恋是一种精神障碍

答案 E

5. 下列说法错误的是

A. 将癔症与从神经症中分离

B. 保留神经症

C. 保留了与文化密切相关的精神障碍

D. 精神分裂症中使用缓解型残留型的分类

E. 精神分裂症病程仍使用缓解期残留期及衰退期的概念

答案 D

6. 关于 CCMD－2－R 下列说法错误的是

A. 增加了某些器质性精神障碍感染中毒性精神障碍和躯体疾患所致精神障碍的分类与分型内容

B. 保留与文化密切相关的精神障碍即恐缩症气功与迷信巫术所致精神障碍的暂时独立的分类学位置

C. 去除神经衰弱

D. 保留癔症

E. 多数疾病的命名分类诊断标准与 ICD－10 保持一致

答案 C

7. 关于 ICD 下列说法错误的是

A. 采用拉丁字母数字混合编码制

B. 主要按症状将精神障碍分为 10 类

C. 采用神经症与精神病的二分法

D. 根据主要的共同特征或相似的描述特征将这些障碍进行分类

E. 对每种精神障碍都列出了诊断标准和鉴别诊断要点

答案 C

8. 精神检查的技巧哪项不对

A. 学会观察病人的言行、表情及对外界刺激的反应

B. 耐心倾听病人的表述

C. 有针对性的开放式和封闭式提问
D. 对有妄想的病人及时予以纠正，以免妄想进一步加重
E. 要寻找病人感兴趣的话题作为检查性交谈的切入点

答案 D

9. 下列哪项不是精神检查的内容
A. 外表与行为
B. 言谈与思维
C. 情绪状态
D. 感知觉
E. 对性方面的态度

答案 E

10. 在面谈中建立良好的医患关系哪项最重要
A. 做记录
B. 用一间私人办公室面谈
C. 保持眼神的交流
D. 不打断病人的谈话
E. 关注病人所关心的问题并对其有所反应

答案 E

11. 诊断精神障碍最好的办法是
A. 实验室检查
B. 心理测验
C. 既往病史资料
D. 精神状况检查
E. 横向的精神状况结合纵向的病史材料

答案 E

12. 已经完全缓解的以往精神病发作应列入
A. 现病史
B. 既往史
C. 现病史或既往史
D. 个人史

E. 以上均可

答案 C

13. 以往发作的精神病不完全缓解与近期症状恶化，不算两次发作或复发，全部病情应列入

A. 现病史

B. 既往史

C. 个人史

D. 现病史或既往史

E. 以上均可

答案 A

14. 精神检查的技巧哪项不对

A. 学会观察病人的言行、表情及对外界刺激的反应

B. 耐心倾听病人的表述

C. 有针对性的开放式和封闭式提问

D. 对有妄想的病人及时予以纠正，以免妄想进一步加重

E. 要寻找病人感兴趣的话题作为检查性交谈的切入点

答案 D

15. 按照等级诊断的观点，诊断时应优先考虑

A. 精神分裂症

B. 情感障碍

C. 神经症

D. 脑器质性精神障碍

E. 人格障碍

答案 D

16. 接诊病人时，医生首先最应注意的是

A. 让病人情绪放松，消除顾虑

B. 医生给病人作自我介绍

C. 适当介绍医院的专长和名气

D. 为节约时间，应直截了当的询问

E. 给出明确诊断，使患者及早有思想准备

答案 A

17. 开始有关检查性交谈时应注意的问题中哪项不合适

A. 以诚恳、体贴、关心的态度对待病人，让病人情绪放松，消除顾虑

B. 提供安静、不受干扰的交谈环境

C. 请病人就座，倒茶、递烟，取得病人的好感

D. 医生做适当的自我介绍，为医患关系定下一个平等的基调

E. 检查前应对病史有一个大致的了解，以利于询问时有的放矢

答案 C

18. 对于情绪抑郁、有自杀企图的病人，以下哪种问话方式欠妥

A. 你觉得人生在世，活得有意义吗？

B. 你是否觉得最近一段时间生活过得不如以前有味道？

C. 你是否觉得活得很累、很辛苦，甚至有生不如死的感觉吗？

D. 你有过轻生的念头吗？

E. 你真想死吗，开玩笑吧？

答案 E

19. 建立良好的医患关系以下哪项不对

A. 尊重病人的人格，平等待人，以和蔼可亲的态度接近病人

B. 容忍病人的各种病态行为所带来的烦忧，不表示厌恶、鄙视

C. 以商量的口气表达医师的态度，不伤病人的自尊心

D. 尽量满足病人的一切要求

E. 坚决避免其他不良目的和意图

答案 D

20. 一家属反应病人喜欢照镜子，此时，最应想到病人可能有那一症状

A. 被害妄想

B. 思维联想障碍

C. 感知综合障碍

D. 人格解体

E. 幻听

答案 C

21. 医生如询问病人“工作环境如何，是否舒适安全，单位领导和同事是否好相处，同学和邻居对他态度怎么样，是否有人对他有些意见，以前得罪过什么人，这些人现在对他怎么样，是否有故意刁难、非议他的人，领导是否有不点名的批评过他，群众、报纸、广播、电视有无含沙射影的讲他，是否他的一举一动受到某些人的特别注意……等问题”。其主要目的是想了解病人有无以下何种症状

A. 幻觉

B. 牵连观念与被害妄想

C. 思维破裂

D. 情绪异常

E. 认知功能损害

答案 B

22. 对于精神科病人，详细了解病人个人史的目的不包括那一项

A. 有利于纵向比较病人病前与病后的情况

B. 有利于预测预后和确立治疗的目标

C. 有利于家庭治疗的开展

D. 有利于发现某些影响预后的因素或致病的原因

E. 有利于发现病人的某些隐私

答案 E

23. 以下哪项不是自杀行为的高危因素

A. 严重的抑郁症患者、酒和药物依赖患者

B. 老年男性

C. 支持系统差，社会经济地位低

D. 以往出现过自伤或自杀

E. 文化程度低的患者

答案 E

24. 以δ节律为主的成年人脑电图，应列为

A. 正常脑电图

B. 轻度异常脑电图

C. 中度异常脑电图

D. 重度异常脑电图

E. 以上都不对

答案 D

25. 一男性病人，近一月出现幻听，此病人最不可能的诊断是

A. 精神分裂症

B. 器质性精神障碍

C. 慢性酒精中毒

D. 神经衰弱

E. 偏执性精神障碍

答案 D

26. 有关幻觉在诊断中的意义以下哪项不对

A. 一般在意识清晰状况下出现的幻听，最多见于精神分裂症

B. 在意识障碍下出现的幻觉以幻视为多见

C. 颞叶癫痫可出现要素性幻视

D. 顶枕部位的病灶则产生较复杂的景象性幻视

E. 假性幻觉，机能性与反射性幻觉主要见于器质性精神障碍

答案 E

27. 有关幻觉在诊断中的意义以下哪项不对

A. 自窥症多见于精神分裂症，飞蝇幻视多见于眼部疾患

B. 在情感性、反应性与多数器质性精神病中，幻觉的持续时间一般较短

C. 如出现持续而丰富的幻视时，则要优先考虑精神分裂症的诊断

D. 酒中毒及尿毒症病人亦可以表现大量持续存在的幻觉

E. 幻嗅可见于精神分裂症，也是颞叶癫痫最常见的一种先兆症状

答案 C

28. 关于思维障碍的诊断意义以下哪项不对

A. 在意识清晰状态下出现联想松散，思维破裂，思维中断等

常指向精神分裂症

B. 在意识不清晰的状况下常出现思维结构方面的障碍

C. 慢性的脑器质性精神病常出现病理性赘述

D. 联想加速，思维奔逸主要见于躁狂症

E. 思维贫乏和思维迟缓主要见于抑郁症病人

答案 E

29. 正常成人脑脊液检查结果中哪项不对

A. 侧卧位穿刺压力为 80 ~ 180mm H_2O

B. 是无色的透明液体

C. 白细胞数为（0 - 12）$\times 10^6$/L，多为单个核的白细胞

D. 蛋白质含量为 15 ~ 45mg/dl，糖为 50 ~ 75mg/dl，氯化物为 700 ~ 750mg/dl

E. 免疫球蛋白极少，其中 IgG 含量约为 10 ~ 40mg/L，IgA1 ~ 6mg/L，不含 IgM

答案 E

30. 关于制定诊断标准的主要目的，下列说法哪项不对

A. 提高诊断一致性

B. 便于医师或研究者之间的相互交流

C. 能为不同理论学派的医师和研究者所接受

D. 便于科研的病例选择

E. 便于建立有中国特色的精神医学模式

答案 E

31. 有关等级诊断叙述，以下哪项不对

A. 按疾病症状严重性成金字塔排列

B. 如果病人既有分裂症状又有神经症症状，可以同时诊断

C. 器质性精神障碍位于最顶端

D. 如果既满足滥用，又满足依赖的标准，应诊断依赖

E. 如果情感障碍与人格障碍并存，应首先诊断情感障碍

答案 B

32. 有关多轴诊断，错误的论述是

A. 采用不同层面或纬度来进行诊断的一种诊断方式

B. 由瑞士精神病学家 Essen－Moller 于 1947 年首先提出

C. 可减少由于持不同病因学概念的医师间的诊断不一致和增加诊断的信息量

D. 在 DSM 系统是五轴诊断，但以轴Ⅰ和Ⅱ为主

E. CCMD－3 也是五轴诊断

答案 E

33. 对神经症的分类，下列叙述正确的是

A. 同目前的 DSM－Ⅳ和 ICD－10 一样，CCMD－3 也取消了神经症这一疾病类别

B. DSM－Ⅲ系统仍保留神经衰弱这一疾病类别

C. 在 CCMD－2－R 中抑郁症候群被分为重症抑郁和抑郁性神经症，分别隶属于不同的疾病类别；而在 CCMD－3 中则进一步向 ICD 系统靠拢而进行了相应的更改

D. 在 DSM 和 ICD 中，仍然保留了癔症这一疾病类别

E. CCMD－3 中仍保留了抑郁性神经症的诊断名称

答案 C

34. 首次取消了精神病与神经症的严格划分，取消了神经衰弱的诊断类别，肢解了神经症的诊断标准是

A. DSM－Ⅲ

B. RDC

C. DSM－Ⅳ

D. ICD

E. CCMD－3

答案 A

35. 关于对精神疾病进行分类的意义，下列说法正确的是

A. 有利于彼此间进行交流

B. 有利于对精神障碍进行合理的治疗和预防

C. 有利于认识疾病的规律，预测疾病的转归

D. A、B、C 都对

E. A、B、C 都错

答案 D

36. 下列关于精神疾病诊断标准的描述，错误的是

A. 诊断标准包括内涵标准和排除标准两个主要部分

B. 内涵标准包括症状学指标、病情严重程度指标、功能损害指标、病期指标、特定亚型指征、病因学指标等 C

C. 内涵标准中以病因学指标为最基本

D. 是将不同疾病的症状表现按照不同的组合形式，以条理化形式列出的一种标准化的条目

E. 诊断标准的制定是近期精神医学的一个重大进展

答案 C

37. 关于 CCMD－3，下列描述哪项不对

A. CCMD－3 以前瞻性现场测试结果为编制的依据

B. 兼用症状分类和病因病理分类的方向

C. 向 ICD－10 靠拢，取消了神经症、反复发作躁狂症、同性恋等精神障碍或亚型

D. 根据我国的社会文化特点和传统，对某些精神障碍暂不纳入 CCMD－3

E. CCMD－3 将癔症和抑郁性神经症从神经症中分离出来

答案 C

38. DSM 系统取消了精神病与神经症的界限，是从哪一版本开始的

A. DSM－Ⅰ

B. DSM－Ⅱ

C. DSM－Ⅲ

D. DSM－Ⅳ

E. DSM－Ⅲ－R

答案 C

39. DSM 系统弃用“器质性精神障碍”术语，是从哪一版本

开始的

A. DSM－Ⅰ

B. DSM－Ⅱ

C. DSM－Ⅲ

D. DSM－Ⅳ

E. DSM－Ⅲ－R

答案 D

40. 有关多轴诊断，错误的是

A. 将器质性精神疾病与功能性疾病分开诊断

B. 将精神分裂症与神经症分开诊断

C. 多轴诊断有利于临床医生作治疗计划和预测病人的结局

D. 自 DSM－III 后，美国的 DSM 系统一直是 5 轴诊断系统

E. CCMD－2－R 也是五轴诊断系统

答案 E

41. 下列关于心理测量的概念描述，错误的是

A. 是应用心理测验作为测量工具的一种测量

B. 是根据一定的法则和心理学原理，使用一定的操作程序给人的认知、行为、情感等心理活动予以量化

C. 心理测量的工具要具有针对性和代表性

D. 是一种实验性的测量

答案 D

42. 是指在不同时间内用同一种测验重复测量同一被试者，所得的结果的一致性

A. 效度

B. 信度

C. 难度

D. 区分度

答案 B

43. 精神状况检查第 9 版（PSE－9）不适用于下列哪种疾病的评定

A. 功能性精神疾病

B. 成年人神经症

C. 器质性精神障碍

D. 以上均不对

答案 C

44. 精神神经病学临床评定表（SCAN）包括几部分的内容

A. 两部分

B. 三部分

C. 四部分

D. 五部分

答案 C

45. 精神神经病学临床评定表（SCAN）哪一部分适用于不合作的病人

A. 非精神病节段

B. 精神病症状的检查和观察

C. 症状组清单

D. 临床资料表

答案 C

46. 复合性国际诊断交谈检查表－核心本（CIDI－C）的性质是

A. 半定式的交谈问卷

B. 完全定式的交谈问卷

C. 开放式的交谈问卷

D. 自评问卷

答案 B

47. 简明精神病评定量表（BPRS）对下列哪类精神分裂症的评估不敏感

A. 偏执型

B. 青春型

C. 紧张型

D. 单纯型

答案 B

48. 阳性和阴性症状量表（PANSS）是以下列哪个量表为基础编写的

A. BPRS

B. SANS

C. SAPS

D. TESS

答案 A

49. 阳性和阴性症状量表（PANSS）中的阳性症状分量表包括多少个条目

A. 6

B. 7

C. 8

D. 16

答案 B

50. 阳性和阴性症状量表（PANSS）中的阴性症状分量表包括多少个条目

A. 6

B. 7

C. 8

D. 16

答案 B

51. 阳性和阴性症状量表（PANSS）中的一般精神病理症状分量表包括多少个条目

A. 6

B. 10

C. 14

D. 16

答案 D

52. 阳性和阴性症状量表（PANSS）按照多少级评分

A. 两级

B. 四级

C. 六级

D. 七级

答案 D

53. 慢性精神病人标准化精神病评定量表没有反映下列哪种症状

A. 幻觉

B. 兴奋症状

C. 焦虑抑郁

D. 思维障碍

答案 B

54. 阴性症状评定量表（SANS）包括多少项内容

A. 20

B. 22

C. 24

D. 26

答案 C

55. 阴性症状评定量表（SANS）分为几分量表

A. 4

B. 5

C. 6

D. 7

答案 B

56. 阴性症状评定量表（SANS）评分范围是

A. 0～3 级

B. 0～4 级

C. 0～5 级

D. 0～7 级

答案 C

57. 阴性症状评定量表（SANS）的评定方法为

A. 半定式的交谈问卷

B. 完全定式的交谈问卷
C. 面谈观察
D. 自评问卷

答案 C

58. 阴性症状评定量表（SANS）评定的时间跨度为
A. 6 个月
B. 3 个月
C. 2 个月
D. 1 个月

答案 D

59. 阳性症状评定量表（SAPS）包括多少项内容
A. 30
B. 32
C. 35
D. 36

答案 C

60. 阳性症状评定量表（SAPS）分为多少分量表
A. 4
B. 5
C. 6
D. 7

答案 B

61. 阳性症状评定量表（SAPS）评分范围是
A. 0 ~ 3 级
B. 0 ~ 4 级
C. 0 ~ 5 级
D. 0 ~ 7 级

答案 C

62. Zung 抑郁量表（SDS）的优点为
A. 可以深入反映病人的情感体验

B. 适用于病情严重患者

C. 不受文化程度的影响

D. 不受患者心理状态的影响

答案 A

63. 汉米尔顿抑郁量表（HRSD）的主要功能是

A. 诊断抑郁症

B. 对已诊断抑郁症的病人评价其病情的轻重及治疗后症状的变化

C. 鉴别其他神经症

D. 明确抑郁症的类型

答案 B

64. 汉米尔顿抑郁量表（HRSD）包括多少项内容

A. 18

B. 20

C. 24

D. 26

答案 C

65. 耶鲁－布朗强迫量表（YBOCS）的开发者为

A. Mark Sheehan

B. Goodman WK

C. Snowdon JA

D. Anthiny Jorm

答案 B

66. 耶鲁－布朗强迫量表（YBOCS）的性质为

A. 半定式的检查工具

B. 完全定式检查工具

C. 非定式检查工具

D. 自评问卷

答案 A

67. 克莱顿皇家行为量表主要用于对哪一类人群的筛查

A. 精神分裂症

B. 儿童行为问题

C. 老年痴呆

D. 青少年的行为问题

答案 C

68. 治疗中需要处理的不良反应症状量表（TESS）共包括多少项症状

A. 28

B. 30

C. 34

D. 40

答案 C

69. 治疗中需要处理的不良反应症状量表（TESS）评分范围是

A. 0~3 级

B. 0~4 级

C. 0~5 级

D. 0~7 级

答案 B

70. 个人和社会功能量表（PSP）的总评分为

A. 40

B. 60

C. 80

D. 100

答案 D

71. 当个人和社会功能量表（PSP）的评分低于多少分时，说明受试者个体和社会功能已严重障碍

A. 60

B. 50

C. 40

D. 30

答案 D

72. 明尼苏达多相个性调查表（MMPI）中共有多少重复题

A. 10

B. 16

C. 18

D. 20

答案 B

73. 明尼苏达多相个性调查表（MMPI）中共有多少个量表

A. 10

B. 13

C. 18

D. 20

答案 B

74. 明尼苏达多相个性调查表（MMPI）中共有多少个效度量表

A. 10

B. 8

C. 6

D. 3

答案 D

75. 明尼苏达多相个性调查表（MMPI）中“Q 量表”原始分超过多少分则答案无效

A. 60

B. 50

C. 40

D. 30

答案 D

76. 明尼苏达多相个性调查表（MMPI）中，答题答案前后重复不一致超过多少个，则应考虑答卷的可靠性

A. 10

B. 8

C. 6

D. 3

答案 C

77. 明尼苏达多相个性调查表（MMPI）中国版 T 分超过多少分，属异常范围

A. 60

B. 70

C. 80

D. 85

答案 A

78. 明尼苏达多相个性调查表（MMPI）中国版 T 分超过多少分，则为明显的病态

A. 60

B. 70

C. 80

D. 85

答案 B

79. MMPI－2 包括多少个项目

A. 550

B. 566

C. 567

D. 50

答案 C

80. 艾森克人格问卷（EPQ）中 E 量表代表

A. 内－外倾向

B. 心理变态倾向

C. 情绪稳定性

D. 受试者的掩饰作用

答案 A

81. 艾森克人格问卷（EPQ）的幼年问卷适用于多大年龄范围的人群

A. 4～14 岁

B. 5～16 岁

C. 6～18 岁

D. 7～15 岁

答案 D

82. 小儿发育筛查表适用于多大年龄范围的人群

A. 0～3 岁

B. 3～6 岁

C. 4～6 岁

D. 0～6 岁

答案 D

83. 婴幼儿发育评定量表主要适合多大年龄范围的人群

A. 0～3 岁

B. 3～6 岁

C. 4～6 岁

D. 0～6 岁

答案 A

84. 给人测试主要适用于多大年龄范围的人群

A. 5～10 岁

B. 5～12 岁

C. 6～12 岁

D. 7～14 岁

答案 B

85. 瑞文标准推理测验是一种什么类型的测验

A. 文字测验

B. 视觉测验

C. 非文字测验

D. 语言测验

答案 C

86. 智商的概念首先从下列哪个量表中提出

A. 瑞文标准推理测验

B. 比奈智力测验

C. 韦克斯勒智力量表

D. 语言测验

答案 B

87. 韦氏学前儿童智力量表的实施顺序是

A. 先做完语言测验，再做操作测验

B. 先做操纵测验，再做语言测验

C. 先做一个语言测验，再做一个操作测验，交替进行

D. 没有什么顺序

答案 C

88. 数字识记法主要检测

A. 即刻记忆

B. 短时记忆

C. 长时记忆

D. 联想记忆

答案 A

89. 数字识记法中逆背有问题考虑是哪个部位的问题

A. 额、枕叶

B. 顶叶

C. 胼胝体

D. 海马

答案 A

90. 记忆商的得分范围为多少时，评为中等

A. 120~129

B. 110～119

C. 90～109

D. 80～89

答案 C

91. 我国的简明精神状况检查量表的界限值为

A. 23

B. 20

C. 17

D. 15

答案 C

92. 症状自评量表总共有多少个项目

A. 88

B. 90

C. 106

D. 120

答案 B

93. 症状自评量表中的阳性症状痛苦水平是如何计算的

A. 总分/阳性项目数

B. 阳性项目数/总分

C. 总分－阴性项目数

D. 总分－阳性项目数

答案 A

94. 饮酒情况筛查表中，如何判断筛选阳性

A. 1，2 题两题或其中一题回答肯定

B. 3～16 中有 2 题以上回答肯定

C. 1，2 题两题或其中一题回答肯定，同时 3～16 题中再有至少 1 题回答肯定

D. 所有题目中有 2 题以上回答肯定

答案 C

95. 精神状况检查第9版（PSE－9）主要的评定时间为

A. 2周

B. 一个月

C. 三个月

D. 半年

答案 B

96. 临床总体印象量表（CGI）中的效果指数如何计算

A. 疗效分/副作用分

B. 副作用分/疗效分

C. 疾病的严重程度分/副作用分

D. 疾病的严重程度分/疗效分

答案 A

97. 瑞文标准推理测验主要适用于多大年龄阶段的人群

A. 5～10岁

B. 5～12岁

C. 5岁半以上

D. 7岁以上

答案 C

98. 中国比奈智力测验适用于多大年龄阶段的人群

A. 3～12岁

B. 3～18岁

C. 7岁以上

D. 16岁以上

答案 B

99. 韦氏儿童智力量表修订本（WISCR－CR）适用于多大年龄阶段的人群

A. 3～12岁

B. 6～16岁

C. 6～12岁

D. 16 岁以上

答案 B

100. 韦氏学前儿童智力量表适用于多大年龄阶段的人群

A. 3 ~6 岁

B. 4 ~6. 5 岁

C. 4 ~7 岁

D. 5 ~8 岁

答案 B

101. 有研究发现，与健康人的智慧和青年期相比，直到多大年龄才渐渐下降

A. 50 ~60 岁

B. 60 ~70 岁

C. 70 ~80 岁

D. 80 岁以上

答案 C

第三章 症状学

1. 感知的定义为
A. 缺乏相应的客观刺激时的感知体验
B. 客观刺激作用于感觉器官而被意识到的过程
C. 对客观事物的错误感受
D. 客观刺激作用于人脑的过程
E. 对客观事物个别属性的反映

答案 B

2. 引起错觉的常见因素为
A. 感觉条件差
B. 焦虑、紧张等情绪因素
C. 疲劳
D. 谵妄状态
E. 以上都对

答案 E

3. 关于幻觉的定义为
A. 对客观事物的错误感受
B. 对客观事物的胡思乱想
C. 缺乏相应客观刺激时的感知体验
D. 客观刺激作用于感觉器官的感知体验
E. 缺乏客观刺激时的思维过程

答案 C

4. 不一定有诊断意义的听幻觉为
A. 争论性幻听
B. 评论性幻听
C. 命令性幻听

D. 原始性幻听
E. 内容为指责、辱骂的听幻觉

答案 D

5. 听幻觉最常见于
A. 躁狂症
B. 抑郁症
C. 精神分裂症
D. 癔症
E. 强迫症

答案 C

6. 病人对幻觉的反应有
A. 恐惧、愤怒及敌对
B. 否认、隐瞒
C. 无所谓
D. 愉快
E. 以上都对

答案 E

7. 正常思维一般都具有
A. 目的性
B. 连贯性
C. 逻辑性
D. 实践性
E. 以上都对

答案 E

8. 下列哪项不属于思维形式障碍
A. 思维迟缓
B. 思维散漫
C. 病理性赘述
D. 思维中断
E. 牵连观念

答案 E

9. 关于思维迟缓，下列哪个说法较正确

A. 是强迫症的典型症状

B. 是精神分裂症的典型症状

C. 是抑郁症的典型症状

D. 是癔症的典型症状

E. 是癫痫的典型症状

答案 C

10. 关于思维奔逸，下列哪种说法正确

A. 是精神分裂症的常见症状

B. 是躁狂症的常见症状

C. 是反应性精神病的典型症状

D. 是神经衰弱的常见症状

E. 是器质性精神障碍的常见症状

答案 B

11. 病人原先无任何精神异常，某次听广播时突然坚信播音员在说他，而他的生活经历与当时的广播内容并无明显联系。这病人可能的症状为

A. 听幻觉

B. 原发性妄想

C. 继发性妄想

D. 思维散漫

E. 病理性象征性思维

答案 B

12. 一个人的意志强弱主要取决于

A. 行为

B. 情感

C. 思维

D. 智能

E. 感知觉

答案 B

13. 精神疾病中自杀最多的疾病是

A. 神经衰弱

B. 抑郁症

C. 精神分裂症

D. 癔症

E. 强迫症

答案 B

14. 关于自知力以下哪项正确

A. 自知力就是指病感

B. 自知力是对精神疾病的认识和判断能力

C. 神经症患者都有自知力

D. 重性精神病患者都没有自知力

E. 有自知力的病人较没有自知力的病人预后好

答案 B

15. 刻板言语常见于

A. 强迫症

B. 抑郁症

C. 精神分裂症

D. 器质性精神病

E. 癔症

答案 C

16. 意志增强常见于

A. 精神分裂症青春型

B. 精神分裂症偏执型

C. 精神分裂症单纯型

D. 精神分裂症紧张型

E. 慢性精神分裂症

答案 B

17. 影响识记的主要因素为

A. 注意力不集中

B. 思维散漫

C. 情感高涨

D. 脑部器质性疾病

E. 情绪低落

答案 A

18. 在记忆过程中，与保存有关的主要影响因素为

A. 注意力不集中

B. 脑部器质性疾病

C. 情绪因素

D. 思维障碍

E. 躯体疾病

答案 B

19. 下列哪种说法正确

A. 部分或全部不能再现以往的经验称为记忆错误

B. 由于再现的失真而引起的记忆障碍称为遗忘

C. 病人以想象的、未曾亲身经历过的事件来填补亲身经历的记忆称为错构

D. 将过去经历过的事物在具体时间，具体人物或地点上搞错了，称为错构

E. 病人把从未见过的人当作熟人或朋友认识，称为虚构

答案 D

20. 关于虚构，下列哪种说法正确

A. 虚构的内容固定不变

B. 虚构的内容经常改变

C. 虚构是病理性谎言

D. 虚构常见于人格障碍

E. 虚构就是错构

答案 B

21. 谵妄属于下列哪种障碍

A. 情感障碍

B. 思维障碍

C. 行为障碍

D. 记忆障碍

E. 意识障碍

答案 E

22. 谵妄的特点是

A. 有幻觉

B. 有错觉

C. 有定向障碍

D. 意识障碍

E. 以上都对

答案 E

23. 谵妄常由下列哪种疾病引起

A. 抑郁症

B. 躁狂症

C. 精神分裂症

D. 感染中毒

E. 癔症

答案 D

24. 谵妄时最多见的幻觉是

A. 听幻觉

B. 视幻觉

C. 味幻觉

D. 触幻觉

E. 嗅幻觉

答案 B

25. 下列哪种说法正确

A. 谵妄病人不会发生冲动或自伤行为

B. 谵妄病人的视幻觉多为非恐怖性

C. 谵妄病人没有定向障碍

D. 谵妄病人不会产生被害妄想

E. 谵妄病人突然变得安静，说明病情可能加剧

答案 E

26. 痴呆综合征又称为

A. 急性脑病综合征

B. 谵妄综合征

C. 慢性脑病综合征

D. 遗忘综合征

E. 行为紊乱综合征

答案 C

27. 慢性脑病综合征一般不出现的精神障碍是

A. 记忆障碍

B. 思维障碍

C. 人格障碍

D. 意识障碍

E. 情绪障碍

答案 D

28. 遗忘综合征是

A. 一种选择性或局限性认知功能障碍

B. 一种广泛性认知功能障碍

C. 一种半侧脑认知功能障碍

D. 一种严重思维障碍

E. 由于酒精中毒引起

答案 A

29. 一个病人意识清晰，有嗜酒史，智能相对良好，但有近事记忆障碍及言谈虚构倾向，该患者最可能的综合征是

A. 谵妄综合征

B. 酒中毒性幻觉症

C. 酒中毒性妄想症

D. 痴呆综合征

E. 遗忘综合征

答案 E

30. 协调性精神运动性兴奋常见于

A. 精神分裂症青春型

B. 躁狂症

C. 精神分裂症紧张型

D. 谵妄状态

E. 药物中毒

答案 B

31. 病人呆坐于一旁，对医生的任何提问均不作回答，医生让其开口喝水时，患者却双唇紧闭，扭头逃避面前的杯子，该患者的症状可能是

A. 缄默症

B. 主动违拗

C. 被动违拗

D. 木僵

E. 作态

答案 B

32. 查房时，医生叫患者抬起双手以观察是否有震颤，随后叫患者放下双手并询问其他的问题，然而患者继续重复刚才的动作，直至反复多次后才开始回答问题。该患者的症状可能是

A. 强制性动作

B. 强迫性动作

C. 持续性动作

D. 刻板动作

E. 模仿动作

答案 C

33. 意识障碍的重要标志是

A. 反应迟钝

B. 情感淡漠

C. 定向力障碍
D. 记忆力障碍
E. 注意力集中困难

答案 C

34. 急性脑病综合征最常见的症状是
A. 记忆障碍
B. 人格障碍
C. 意识障碍
D. 睡眠障碍
E. 情绪障碍

答案 C

35. 慢性脑病综合征最常见的症状是
A. 人格障碍
B. 情绪障碍
C. 智能障碍
D. 意识障碍
E. 睡眠障碍

答案 C

36. 患者认为呆在身旁的妻子并不是他真的妻子，而是一个极其像他妻子的人或者是一个冒充他妻子的骗子该患者可能患有
A. 替身综合征
B. 替身错觉症
C. 否定妄想综合征
D. 遗忘综合征
E. 幻觉妄想综合征

答案 A

37. 关于思维破裂的说法，正确的是
A. 患者思维联想松弛，缺乏主题，一个问题与另外一个问题之间缺乏联系
B. 概念之间联想的断裂，患者可能说出或写出完整的句子，

但各句之间缺乏联系，变成词句的堆积

C. 患者意识模糊，说出的话令人难以理解，句子之间缺乏联系，缺乏主题

D. 患者思维联想迂回曲折，枝节较多，对一些细节容易作详细的描述，难以打断及纠正

E. 患者思维过程突然中断，片刻后又重新说话，但所说内容与前面的话题无任何联系

答案 B

38. 最常见的幻觉为

A. 幻听

B. 幻视

C. 幻触

D. 幻味

E. 幻嗅

答案 A

39. 病人经常感到生殖器痒痛不适，似有小虫子在爬动，经过皮肤科反复检查却未发现任何异常，对于医生的解释患者拒绝接受。这种症状最可能是

A. 内脏性幻觉

B. 内感性不适

C. 幻触

D. 错觉

E. 躯体化症状

答案 C

40. 病人感到脑内有一“智囊团”，该“智囊团”能发声，并经常告诉患者该做什么或不该做什么，这种症状属于

A. 错觉

B. 假性幻觉

C. 思维被插入

D. 思维被广播

E. 被控制感

答案 B

41. 窗前落下一片纸屑，病人突然意识到有人在散发传单陷害自己，这病人可能的症状为

A. 反射性幻觉

B. 机能性幻觉

C. 心因性幻觉

D. 原发性妄想

E. 继发性妄想

答案 D

42. 病人感到周围环境变得灰蒙蒙一片，没有生气，似乎隔着一层膜，这种症状最可能为

A. 幻觉

B. 非真实感

C. 交替人格

D. 双重人格

E. 意识朦胧状态

答案 B

43. 病人对言语性幻听显得无所谓，说明病人最可能处于

A. 疾病早期

B. 疾病中期

C. 疾病盛期

D. 疾病慢性期

E. 以上都对

答案 D

44. 下面描述正确的是

A. 思维贫乏是急性精神分裂症的常见症状

B. 思维贫乏是慢性精神分裂症的常见症状

C. 思维贫乏是抑郁症的常见症状

D. 思维贫乏是躁狂症的常见症状

E. 思维贫乏是焦虑症的常见症状

答案 B

45. 医生问病人为什么住院了，病人答道：“我有 2 个孩子，红桃代表我的心，你放开手，是计算机病毒，保养自己……”，这属于什么症状

A. 思维奔逸

B. 病理性赘述

C. 刻板言语

D. 持续言语

E. 思维破裂

答案 E

46. 脑内突然涌现出大量异己的奇怪念头，病人对此也感莫名其妙，且不能控制，这种症状可能是

A. 思维奔逸

B. 思维散漫

C. 强制性思维

D. 强迫性思维

E. 病理性象征性思维

答案 C

47. 关于妄想以下哪项正确

A. 妄想都是与事实不相符的信念

B. 妄想是一种病理性的歪曲信念

C. 妄想是可以通过摆事实、讲道理说服的信念

D. 妄想是一种坚信不疑的信念

E. 妄想与患者的文化水平、社会背景相称

答案 B

48. 超价观念

A. 常有一定的现实基础

B. 有一定的性格基础

C. 有强烈的情感体验及需要

D. 可以通过解释减轻或消失

E. 以上都对

答案 E

49. 下列哪种妄想在精神分裂症患者中少见

A. 被害妄想

B. 关系妄想

C. 物理影响妄想

D. 嫉妒妄想

E. 自罪妄想

答案 E

50. 对精神分裂症常出现的意志障碍的描述，哪项不妥

A. 意志增强

B. 意志减退

C. 意志缺乏

D. 矛盾意向

E. 意志坚强

答案 E

51. 随境转移主要见于

A. 精神分裂症

B. 神经衰弱

C. 疑病症

D. 躁狂症

E. 精神发育迟滞

答案 D

52. 界限性遗忘常见于

A. 脑外伤

B. 颅内器质性疾病

C. 精神分裂症

D. 癔症

E. 心境障碍

答案 D

53. 遗忘综合征少见于

A. 慢性酒精中毒

B. 颅脑损伤

C. 脑动脉硬化症

D. 中毒性脑病

E. 精神分裂症

答案 E

54. 下列哪种说法正确

A. 面对不利或危险处境时出现的情绪反应称为恐惧

B. 面对不利或危险处境时出现的情绪反应称为惊恐发作

C. 面对不利或危险处境时出现的情绪反应称为抑郁

D. 面对不利或危险处境时出现的情绪反应称为情绪不稳

E. 面对不利或危险处境时出现的情绪反应称为情感幼稚

答案 A

55. 木僵不见于下列哪种疾病

A. 精神分裂症

B. 抑郁症

C. 反应性精神障碍

D. 脑器质性精神障碍

E. 焦虑症

答案 E

56. 违拗症多见于

A. 抑郁症

B. 神经衰弱

C. 恐惧症

D. 精神分裂症

E. 强迫症

答案 D

57. 蜡样屈曲常在什么基础上发生

A. 木僵

B. 违拗症
C. 情感淡漠
D. 情绪不稳
E. 情绪高涨

答案 A

58. 关于意识朦胧状态的说法，哪项不正确
A. 意识范围狭窄
B. 意识清晰度的下降
C. 可有欣快、焦虑等情绪症状
D. 可有片断幻觉、妄想及冲动行为
E. 注意力一般不受影响

答案 E

59. 关于紧张症的正确说法是
A. 在意识障碍的基础上发生
B. 指紧张性木僵
C. 包括紧张性木僵及紧张性兴奋
D. 事后不能回忆
E. 是指情绪的焦虑不安

答案 C

60. 刻板言语或动作主要见于
A. 癔症
B. 强迫症
C. 精神分裂症
D. 器质性精神障碍
E. 躁狂症

答案 C

61. 关于病态焦虑的描述，哪项不对
A. 主观感觉紧张不安、顾虑重重
B. 可以出现自主神经症状
C. 可以出现濒死感、失控感及呼吸困难

D. 可见于恐惧症
E. 焦虑的对象常为现实中的人和事

答案 E

62. 正常遗忘的规律为
A. 遗忘的发展总是由近事遗忘逐渐发展为远事遗忘
B. 遗忘的发展总是由远事遗忘逐渐发展为近事遗忘
C. 近事遗忘和远事遗忘同时受损
D. 近事及远事都不易回忆
E. 无明显规律

答案 A

63. 关于假性痴呆的说法，哪项不对
A. 常有强烈的精神创伤刺激
B. 可见于癔症及反应性精神障碍
C. 可见于抑郁症
D. 一般预后较好
E. 假性痴呆如不及时治疗常会变成真性痴呆

答案 E

64. 作态主要见于
A. 抑郁症
B. 精神分裂症
C. 躁狂症
D. 强迫症
E. 器质性精神病

答案 B

65. 人们对客观世界的认识活动，首先由（　）开始的
A. 知觉
B. 记忆
C. 思维
D. 感觉

答案 D

66. 某女，40 岁，与丈夫吵架之后突然倒在地上，呼之不应，医生检查时，用棉球轻触其皮肤，则大叫“痛”。患者此症状可能是

A. 错觉

B. 感觉过敏

C. 感觉倒错

D. 幻觉

答案 C

67. “杯弓蛇影”与下列哪种感知觉有关

A. 知觉

B. 感觉

C. 错觉

D. 幻觉

答案 C

68. 精神病人的幻觉，可按不同的感觉器官分为多种，临床上精神科最常见的是

A. 幻听

B. 幻视

C. 幻味

D. 幻嗅

答案 A

69. 女性患者称，我只要打开水龙头或风扇，就听见“你太牛了，你太牛了”的声音。关掉水龙头或风扇，声音也就消失了。此种现象是

A. 思维鸣响

B. 思维化声

C. 功能性幻听

D. 反射性幻听

答案 C

70. 某外科门诊，一病人要求手术治疗，自称有人在他脑袋里

装了个“广播”。当他想要喝水时，广播就说“喝水，喝水”，当他要看书时，广播就说“看书，看书”，此症状是

A. 命令性幻听

B. 思维鸣响

C. 读心症

D. 幻想

答案 B

71. **某病人称，只要听到门外吆喝“收废品啦”，同时就闻到一股腐臭味，病人此症状是**

A. 错觉

B. 幻味

C. 反射性幻觉

D. 嗅觉障碍

答案 C

72. **在有颞叶损害的病例中，比较常出现的是哪类幻觉**

A. 幻听

B. 幻视

C. 幻味

D. 幻嗅

答案 D

73. **病人声称自己与众不同，“我躺在床上一言不发，但却感到自己的唇、舌在运动，在讲话”。此症状是**

A. 运动性幻觉

B. 幻想

C. 言语性幻听

D. 错觉

答案 A

74. **病人反复要求检查胃部，称“有个东西在胃里面游走”。此症状是**

A. 关系妄想

B. 影响妄想
C. 被害妄想
D. 夸大妄想

答案 B

75. 某病人称“说到进化，人是由动物进化的，所以人不应该吃猪肉，而动物是由植物进化的，所以也不应该吃蔬菜，植物是从土里长出来的，所以也不应该站在地上…”此病人的症状是

A. 象征性思维
B. 思维散漫
C. 逻辑倒错性思维
D. 诡辩性思维

答案 C

76. 一住院病人，睡眠时拆掉病房暖气片的木架子，抱着暖气片儿睡觉，用红毛线将自己与暖气片系结起来。问其原因则称“红色代表共产党，暖气片是指工人阶级，拆掉木架是知识分子不应摆架子，抱暖气片睡是表示知识分子和工人阶级团结起来”。此症状是

A. 逻辑倒错
B. 诡辩性思维
C. 思维破裂
D. 象征性思维

答案 D

77. 病人认为，有人唱《红梅赞》意思是用死亡威胁她；有人唱《在一个美丽的地方》是引诱她放弃斗争；有人给她一本《恐怖答》的书，她认为是暗示她将遭到惨杀。此症状属

A. 特殊意义妄想
B. 关系妄想
C. 影响妄想
D. 被害妄想

答案 A

78. 某海员，男，在船役期间坚称自己是王母娘娘的儿子，不肯服从工作安排，不屑于做一般性的工作，此症状属于

A. 幻想

B. 非血统妄想

C. 夸大妄想

D. 关系妄想

答案 B

79. 某住院病人，医生与之交谈时，问："你叫什么名字?" 答："住院"。又问："你哪里不舒服?" 答："住院"。医生又问："你有什么要求吗?" 答："住院"。此症状属于

A. 持续言语

B. 重复言语

C. 刻板言语

D. 模仿言语

答案 A

80. 某门诊病人诉："我最近很痛苦，爱钻牛角尖，如在做功课时，拿起茶杯喝水，就想这个东西为什么叫茶杯，为什么不叫其他名字，有什么根据，于是想出很多理由来证明叫茶杯是对的，刚解决这个问题，又想茶杯是谁首先取名的" 此病人的症状是

A. 强迫行为

B. 思维散漫

C. 赘述

D. 强迫性穷思竭虑

答案 D

81. 病人把自己过去看过的或听到的，或自己在梦中体验过的事物的回忆，当成是自己实际的体验过的事物，此种记忆障碍，我们称之为

A. 错构

B. 虚构

C. 潜隐记忆

D. 似曾相识症

答案 C

82. 一住院病人要求出院，自称精神病治好了。当医生问他：“你昨天早上站在窗口边骂谁呢?”病人回答：“他们都在广播里讲我的坏话，骂我。难道我不回骂他们?”对此病人的判断是

A. 自知力部分存在

B. 自知力缺乏

C. 完整自知力

D. 有自知力

答案 B

83. 某住院病人，当知道其父亲因车祸死亡的消息后突然哈哈大笑。此病人的情感障碍表现在

A. 表情倒错

B. 情感倒错

C. 情感淡漠

D. 易激惹

答案 B

84. 病人在没有任何外界因素的影响下，突然出现不能控制的哭或笑，呈现为一种奇特的、愚蠢的、与其情感内容完全不相符的面部表情，病人既缺乏任何的内心体验，也说不出为什么这样哭或笑。此症状为

A. 表情倒错

B. 情感倒错

C. 情感淡漠

D. 强制性哭笑

答案 D

85. 病人在缺乏明显客观因素或充分根据的情况下，感到紧张恐惧，顾虑重重，一如大祸临头，惶惶不可终日。此症状属

A. 欣快

B. 易激惹

C. 焦虑

D. 恐惧症

答案 C

86. 一种违反本人意愿，反复纠缠出现的动作，病人清楚知道这些动作完全没有必要，努力设法摆脱，但徒劳无益。此症状属

A. 强迫性动作

B. 强制性动作

C. 持续性动作

D. 刻板动作

答案 A

87. 以意识的内容改变为主的意识障碍是

A. 嗜睡

B. 朦胧状态

C. 谵妄状态

D. 昏迷

答案 C

88. Capgras 综合征，也可称为

A. 病理性嫉妒综合征

B. 冒充者综合征

C. 科萨柯夫综合征

D. 虚无妄想综合征

答案 B

89. 某老年住院病人，对护理人员说：“我以前是做团长的，在越南战争的战场上，指挥××部队，打败了××。”尽管病人讲得头头是道，但家属反映根本没有这回事。该症状属

A. 思维散漫

B. 错构

C. 虚构

D. 潜隐意识

答案 C

90. 是一种记忆的错误，病人将过去生活所经历过的，但在他所指的那段时间却并未发生的事件，说成是在当时发生的，并坚信是事实。此症状属

A. 虚构

B. 妄想

C. 潜隐意识

D. 错构

答案 D

91. 周围与他不相关的事病人认为与他有某种关联，甚至针对他

A. 钟情妄想

B. 疑心妄想

C. 嫉妒妄想

D. 关系妄想

答案 D

92. 某住院病人，医生要求病人张口检查时，他反而闭嘴；当要他闭嘴时，他张开嘴。此症状为

A. 被动性违拗

B. 主动性违拗

C. 被动服从

D. 古怪动作

答案 B

93. 一住院病人声称："我脑子变得不是自己的了，我的一切行动都不是表演而是真的，但我不是真正的自己在行动。"此症状属

A. 非真实感

B. 人格解体

C. 人格转换

D. 人格障碍

答案 B

94. 某分裂症病人称自己没有大脑、五官和四肢都不全，是个无脑的动物，生下来就是一个妖怪。此症状属

A. 思维散漫

B. 思维逻辑障碍

C. 变兽妄想

D. 特殊意义妄想

答案 C

95. 某男，24 岁，学生，于某日晨 5 时起床后如厕，突遇一猫，感到惊恐，旋即走出校门，约 7 时至一素不相识的老大娘家，称呼其“娘”，并在老大娘家吃饭，将裤袋中的物品送给老大娘。下午 6 时返校，衣帽不整，头部有撞伤伤痕。5 ~6 岁时曾有抽搐发作史。此患者症状属

A. 梦游症

B. 神游症

C. 梦样状态

D. 自动症

答案 B

96. 家属反映病情，称患者最近一月总躲在房里照镜子，不出门。问之则回答：“自己的样子已经变了。”此症状为

A. 视物变形症

B. 幻觉

C. 感知综合障碍

D. 非真实感

答案 C

97. 某病人诉：“我感到周围的东西好像都变了，好像隔了一层东西似的，一切都是假的。”此症状为

A. 感知综合障碍

B. 视物变形症

C. 似曾相识感

D. 幻觉

答案 A

98. 某病人诉："脑子很乱，很多东西想，像放电影一样在头脑里出现，毫无意义，毫无系统，但不由自己控制。"此症状属

A. 思维云集

B. 思维奔逸

C. 思维散漫

D. 思维中断

答案 A

99. 医生在给某病人检查时，问："你叫什么名字?"病人："你叫什么名字?"医生又问："你今年多大了?"病人："你今年多大了?"此症状为

A. 刻板言语

B. 重复言语

C. 持续言语

D. 模仿言语

答案 D

100. 病人在意识清晰状态下头脑中涌现大量思维，且伴有不自主感

A. 强迫观念（反复出现，无法摆脱）

B. 强制性思维（无意义联想）

C. 被动体验（一种强加的体验）

D. 物理影响妄想

E. 思维被插入（强行插入）

答案 B

101. 周某，65 岁。医生问他："你吃饭了吗?"答"刚吃过"，问："你多大岁数了?"答"刚吃过"。问："你家在那里住?"答："刚吃过"。

A. 刻板言语（重复无意义语句）

B. 模仿言语

C. 重复言语（最末几个字重复）

D. 持续言语

E. 音韵联想

答案 D

102. 下列关于躁狂症的描述，哪项不正确

A. 具有感染力

B. 可有情绪反应不稳定

C. 注意力增强，持久

D. 病前可有乏力，失眠等症状

E. 起病可急性或亚急性

答案 C

103. 单纯型精神分裂症与神经衰弱最主要的鉴别点在于

A. 病程迁延

B. 无自知力

C. 起病缓慢

D. 有幻觉妄想

E. 头痛失眠较轻

答案 B

104. 看到周围的楼房树木、人物比正常时大得多

A. 人格解体

B. 视物显小症

C. 错觉

D. 视物显大症

E. 空间知觉障碍

答案 D

105. 女性，42 岁，二个月来，情绪低落，兴趣索然，自觉“高兴不起来”，生不如死，“自己的脑子不灵了”，“像是生了锈的机器”，认为自己成了家庭和社会的累赘，“成了废物”，有胸闷、心悸、心慌的症状，自认为有严重心脏病，不能治愈。主动性言语及活动明显减少，生活被动，愿独处。曾多次自杀未遂，睡眠不好，早醒。该病人的思维表现不包括

A. 思维云集

B. 思维迟缓
C. 自杀企图
D. 疑病观念
E. 自责自罪观念

答案 E

106. 下面属于躁狂症的症状是
A. 蜡样屈曲
B. 情绪低落
C. 思维奔逸
D. 焦虑
E. 恐怖

答案 C

107. 病人坚持不在床上睡，坐于走廊，是因为感到床在运动，此症状是
A. 妄想
B. 感觉倒错
C. 非真实感
D. 幻觉
E. 空间感知综合障碍

答案 D

108. 谵妄状态最常见的症状是
A. 情感喜悦，动作多
B. 意识范围狭窄
C. 恐怖性错觉、幻觉
D. 坚定不移的妄想
E. 思维中断

答案 C

109. 下面的描述属于妄想的是
A. 联想过程缺乏一定方向，概念间缺乏内在联系
B. 大脑中反复出现的观念，明知不必要，却摆脱不了，感到

非常痛苦

C. 以往经验在记忆中大量脱失

D. 持续地重复某一单调的语句

E. 缺乏事实依据，患者却坚信不疑的病理信念

答案 E

110. 医生如询问病人“工作环境如何，是否舒适安全，单位领导和同事是否好相处，同学和邻居对他态度怎么样，是否有人对他有些意见，以前得罪过什么人，这些人现在对他怎么样，是否有故意刁难、非议他的人，领导是否有不点名的批评过他，群众、报纸、广播、电视有无含沙射影的讲他，是否他的一举一动受到某些人的特别注意……等问题”。其主要目的是想了解病人有无以下何种症状

A. 幻觉

B. 关系妄想与被害妄想

C. 思维破裂

D. 情绪异常

E. 认知功能损害

答案 B

111. 关于幻觉的定义为

A. 对客观事物的错误感受

B. 对客观事物的胡思乱想

C. 缺乏相应的客观刺激时的感知体验

D. 客观刺激作用于感觉器官的感知体验

E. 缺乏客观刺激时的思维过程

答案 C

112. 最常见的幻觉是

A. 幻视

B. 幻触

C. 幻听

D. 幻味

E. 幻嗅

答案 C

113. 不一定有诊断意义的听幻觉为

A. 争论性听幻觉

B. 评论性听幻觉

C. 命令性听幻觉

D. 噪声性听幻觉

E. 指责、辱骂性幻觉

答案 D

114. 错觉的常见因素为

A. 感觉条件差

B. 情绪因素

C. 疲劳、注意力不集中

D. 意识障碍

E. 以上都对

答案 E

115. 听幻觉常见于

A. 躁狂症

B. 抑郁症

C. 精神分裂症

D. 癔症

E. 强迫症

答案 C

116. 病人对言语性幻听显得无所谓，说明病人可能处于

A. 疾病慢性期

B. 疾病早期

C. 疾病盛期

D. 疾病中期

E. 以上都不对

答案 A

117. 病人对幻觉的反应有

A. 恐惧、愤怒、敌对

B. 否认、隐瞒

C. 无所谓

D. 愉快

E. 以上都对

答案 E

118. 正常的思维一般都具有

A. 目的性

B. 连贯性

C. 以上都不对

D. 以上都对

E. 以上都不对

答案 D

119. 下列何为思维形式障碍

A. 思维散漫

B. 赘述症

C. 持续言语

D. 思维中断

E. 以上都对

答案 E

120. 关于思维迟缓，下列哪个说法较正确

A. 是强迫症的典型症状

B. 是精神分裂症的典型症状

C. 是抑郁症的典型症状

D. 是癔症的典型症状

E. 是癫痫的典型症状

答案 C

121. 关于思维奔逸，下列哪一项正确

A. 是精神分裂症的常见症状

B. 是躁狂症的典型症状
C. 是反应性精神病的典型症状
D. 是神经衰弱的常见症状
E. 是器质性精神障碍的常见症状

答案 B

122. 思维贫乏

A. 是急性精神分裂症的常见症状
B. 是慢性精神分裂症的常见症状
C. 是抑郁症的常见症状
D. 是焦虑的常见症状
E. 是癔症的常见症状

答案 B

123. 医生问病人来院几天了，病人答道：“2 天了，鸡在叫、人生、人生、我是周老师（病人姓周），宝莲灯，保养身体……”这属于什么症状

A. 思维散漫
B. 思维奔逸
C. 持续言语
D. 象征性思维
E. 思维贫乏

答案 A

124. 关于妄想，下列何种说法正确

A. 是不符合事实的信念
B. 是一种病态的信念
C. 是病人坚信不疑的信念
D. 是一种可以通过摆事实，讲道理说服的信念
E. 都是很荒谬的信念

答案 B

125. 病人原先无任何精神异常，某次听广播时突然坚信播音员在说他，而他的生活经历与当时的广播内并无明显联系。这病

人可能的症状为

A. 听幻觉

B. 原发性妄想

C. 继发性妄想

D. 思维散漫

E. 病理性象征性思维

答案 B

126. 下列哪种症状很少见于精神分裂症

A. 钟情妄想

B. 嫉妒妄想

C. 自罪妄想

D. 疑病妄想

E. 被害妄想

答案 C

127. 强迫症状主要见于下列疾病

A. 精神分裂症

B. 抑郁症

C. 神经衰弱

D. 恐怖症

E. 强迫症

答案 E

128. 下列哪种说法正确

A. 面临不利或危险的处境时出现的情绪反应称为恐惧

B. 面临不利或危险的处境时出现的情绪反应称为焦虑

C. 面临不利或危险的处境时出现的情绪反应称为紧张

D. 面临不利或危险的处境时出现的情绪反应称为情感不稳

E. 以上都不对

答案 A

129. 一个人的意志强弱取决于

A. 行为

B. 情感
C. 思维
D. 智能
E. 感知觉

答案 B

130. **蜡样屈曲常见于**
A. 抑郁症
B. 神经衰弱
C. 恐怖症
D. 精神分裂症
E. 以上都不是

答案 D

131. **违拗症常在什么基础上发生**
A. 木僵
B. 蜡样屈曲
C. 情感淡漠
D. 情绪不稳
E. 以上都不是

答案 A

132. **精神疾病中自杀最多的是**
A. 神经衰弱
B. 抑郁症
C. 精神分裂症
D. 癔症
E. 强迫症

答案 B

133. **在精神疾病中引起食欲减退最多的疾病是**
A. 神经衰弱
B. 抑郁症
C. 疑病症

D. 精神分裂症
E. 恐怖症

答案 B

134. 痴呆病人丧失判断能力，乱吃东西，属于
A. 食欲减退
B. 食欲亢进
C. 异食症
D. 拒食
E. 以上都不对

答案 E

135. 随境转移主要见于
A. 精神分裂症
B. 神经衰弱
C. 疑病症
D. 躁狂症
E. 精神发育不全

答案 D

136. 刻板言语常见于
A. 强迫症
B. 抑郁症
C. 精神分裂症
D. 器质性精神病
E. 癔症

答案 C

137. 持续言语或动作主要见于
A. 癔症
B. 强迫症
C. 精神分裂症
D. 器质性精神病
E. 躁狂症

答案 D

138. 精神病人中，冲动常见于

A. 抑郁症

B. 强迫症

C. 恐怖症

D. 智能发育不全

E. 精神分裂症

答案 E

139. 注意增强常见于

A. 青春型精神分裂症

B. 偏执型精神分裂症

C. 单纯性精神分裂症

D. 紧张型精神分裂症

E. 慢性精神分裂症

答案 B

140. 在记忆过程中，与保存有关的主要影响因素为

A. 注意力不集中

B. 脑部器质性疾病

C. 情绪因素

D. 思维障碍

E. 躯体疾病

答案 B

141. 影响识记的主要因素为

A. 注意力不集中

B. 思维散漫

C. 情感高涨

D. 脑部器质性疾病

E. 情绪低落

答案 A

142. 界限性遗忘常见于下列哪种疾病

A. 脑外伤

B. 颅内器质性疾病

C. 精神分裂症

D. 癔症

E. 情感性精神障碍

答案 D

143. 正常遗忘的规律为

A. 近事较易回忆，远事不易回忆

B. 近事较难回忆，远事较易回忆

C. 近事、远事都不易回忆

D. 近事、远事都易回忆

E. 心上都不对

答案 A

144. 下列哪种说法正确

A. 部分或全部不能再现以往的经验称为记忆错误

B. 由于再现的失真而引起的记忆障碍称为遗忘

C. 病人以想象的、未曾亲身经历过的事件来填补亲身经历的记忆称为错构

D. 将过去的事物在具体时间、具体人物或具体地点上搞错了称为错构

E. 病人把从未见过的人当作熟人、朋友认识称为虚构

答案 D

145. 关于虚构，下列哪种说法正确

A. 虚构的内容固定不变

B. 虚构的内容经常改变

C. 虚构是病理性是谎言

D. 虚构常见于人格障碍

E. 意识障碍

答案 B

146. 谵妄属于下列哪种障碍

A. 情感障碍

B. 思维障碍
C. 行为障碍
D. 记忆障碍
E. 意识障碍

答案 E

147. 谵妄的特点是
A. 有幻觉
B. 有错觉
C. 有思维不连贯
D. 有定向障碍
E. 意识障碍昼轻夜重

答案 E

148. 谵妄常由下列哪种疾病引起
A. 抑郁症
B. 躁狂症
C. 精神分裂症
D. 感染中毒
E. 癔症

答案 D

149. 谵妄综合征的主要特征为
A. 意识障碍昼轻夜重
B. 幻觉
C. 注意涣散
D. 记忆减退
E. 错觉

答案 A

150. 谵妄时最多见的
A. 听幻觉
B. 视幻觉
C. 味幻觉

D. 触幻觉
E. 嗅幻觉

答案 B

151. 下列哪种说话正确
A. 谵妄病人不会发生冲动或自伤行为
B. 谵妄病人的视幻觉多为非恐怖性
C. 谵妄病人没有定向障碍
D. 谵妄病人不会产生被害妄想
E. 谵妄病人突然变得安静，说明病情可能加剧

答案 E

152. 痴呆综合征又称
A. 急性脑病综合征
B. 谵妄综合征
C. 慢性脑病综合征
D. 遗忘综合征
E. 行为综合征

答案 C

153. 慢性脑病综合征一般不出现的精神障碍是
A. 记忆障碍
B. 思维障碍
C. 人格障碍
D. 意识障碍
E. 情绪障碍

答案 D

154. 遗忘综合征是
A. 一种选择性或局灶性认知功能障碍
B. 一种广泛性认识功能障碍
C. 一种半侧脑认知功能障碍
D. 一种深部加表部脑受损时出现的认知功能障碍
E. 一种严重的思维障碍

答案 A

155. 一个病人意识清晰，智能相对良好，但有近事记忆障碍和言谈虚构倾向，最可能的综合征是

A. 谵妄综合征
B. 慢性脑病综合征
C. 急性脑病综合征
D. 痴呆综合征
E. 遗忘综合征

答案 E

156. 下列哪种说法是正确的

A. 精神病患者的精神都是正常的
B. 精神病患者的精神活动都是不正常的
C. 精神病患者的精神活动常常是正常和不正常交错出现的
D. 精神病患者的精神活动总是偶尔正常的
E. 以上都不对

答案 C

157. 下列哪种说法是正确的

A. 精神症状的表现与正常精神活动相比只有质的区别
B. 精神症状的表现与正常精神活动相比只有量的区别
C. 精神症状的表现与正常精神活动相比没有质的区别
D. 精神症状的表现与正常精神活动相比没有量的区别
E. 精神症状的表现与正常精神活动相比有质的差别，但有时只有量的区别

答案 E

158. 错觉的定义为

A. 对客观事物的错误感知
B. 一种病态信念，不能动摇
C. 缺乏相应客观刺激的感知体验
D. 明知不对，却无法摆脱的想法
E. 对未感知的东西，以想象的经历来填补

答案 A

159. 与幻觉产生的有关因素为

A. 强烈的情绪因素

B. 感觉剥夺

C. 脑器质性疾病

D. 意识障碍

E. 以上都对

答案 D

160. 关于假性幻觉，下列哪种说法正确

A. 假性幻觉存在于主观空间，随病人意志控制

B. 假性幻觉存在于客观空间，随病人意志控制

C. 假性幻觉在于主观空间，不随病人意志控制

D. 假性幻觉存在于客观空间，不随病人意志控制

E. 假性幻觉和真性幻觉性质相同，病人都体验很生动

答案 C

161. 域外幻觉是指

A. 以简单的声音、色彩、闪光等而言，本身不表示什么意义

B. 当出现某种刺激（如声音）时产生同一感觉领域的幻觉

C. 由一个感觉领域的刺激引起另一个感觉领域的幻觉

D. 出现在视野范围之外的视幻觉

E. 在本身之外还能看到一个自己的形象

答案 D

162. 关于幻觉的内容，下列何者正确

A. 幻觉的内容都表现为无意义的

B. 幻觉内容都表示有意义

C. 幻觉内容有时有意义，有时无意义

D. 幻觉内容多数有意义，少数无意义

E. 幻觉内容多数无意义，少数无意义

答案 C

163. 病人最近数月一直耳闻人语声，讲“要抓他”，非常害怕，病人称：“家中有窃听器、摄像机，马路上有人跟踪，自己完

全被控制了”。你认为这是什么症状

A. 思维散漫

B. 被害妄想

C. 被控制感

D. 错觉

E. 关系妄想

答案 B

164. **关于强迫观念，下列哪种说法正确**

A. 强迫观念是一种无意义的插入性思维

B. 强迫观念是一种无意义的穷思维

C. 强迫观念是一种病态信念，不能摆事实，讲道理说服

D. 强迫观念是一种偏见

E. 以上都不对

答案 E

165. **某病人认为幼年时某次呕吐，实际上就是有人在的中放毒，所以现在有病，是他们还没有放弃迫害。这是什么症状**

A. 近事遗忘

B. 远事遗忘

C. 错构

D. 妄想性回忆

E. 虚构

答案 D

166. **感情障碍通常表现三种形式，即情感性质的改变，情感波动性的改变以及情感团体调性的改变，下列哪个症状属于情感性质的改变**

A. 焦虑

B. 情感不稳

C. 易激惹性

D. 情感淡漠

E. 情感不协调

答案 A

167. 情感幼稚属于下列哪种情感改变
A. 情感性质改变
B. 情感协调性改变
C. 情绪不稳定
D. 情感波动性改变
E. 以上都不对

答案 B

168. 不协调性兴奋属于下列哪类精神障碍
A. 思维障碍
B. 行为、动作障碍
C. 情感障碍
D. 意识障碍
E. 感知障碍

答案 B

169. 精神症状中易有暗示性属于下列哪类精神障碍
A. 意识障碍
B. 意志障碍
C. 情感障碍
D. 动作行为障碍
E. 思维障碍

答案 B

170. 下列哪种说法正确
A. 心因性木僵事后能够清晰回忆
B. 精神分裂症后木僵事后不能清晰回忆
C. 无动性缄默症事后完全不能回忆
D. 抑郁性木僵事后完全不能回忆
E. 所有木僵事后都不能回忆

答案 C

171. 痴呆患者乱吃东西，下列何为正确判断
A. 食欲增强

B. 食欲减退

C. 拒食

D. 异食症

E. 以上都不对

答案 E

172. 下列哪种说法较为正确

A. ynt 板言动常见于器质性精神病

B. 持续言动常见于器质性精神病

C. 模仿言动常见于神经症

D. 作态属于动作、行为障碍

E. 强迫动作常见于精神分裂辛和抑郁症

答案 D

173. 关于记忆障碍，下列何为正确

A. 虚构所叙述的内容通常是不变的

B. DORSAKOV 综合征是一种错构

C. 遗忘是识记、保存、再现三个过程的障碍

D. 近事遗忘，远事回忆好，说明记忆良好

E. 以上都不对

答案 E

174. 关于心里防卫机理，下列哪条属于升华

A. 下意识地采取一种与真实愿望或意图恰恰相反的行为

B. 把不易被接受的冲动下意识地转化为易被接受的行为

C. 下意识地吸取某些自己所崇拜的人物特点，转化成自己的一部分

D. 把对某一事物的情绪转移到另外的事物上

E. 对于自己的某种不易被别人接受的想法和行为，下意识地以一种较易被接受的理由加以文饰

答案 B

175. 精神分裂症的遗传方式，目前认为可能性最大的是

A. 单基遗传

B. 双基因遗传

C. 多基因遗传

D. 多源性遗传

E. 单源性遗传

答案 C

176. 被害妄想常见于下列疾病

A. 精神分裂症

B. 躁狂症

C. 抑郁症

D. 癔症

E. 神经衰弱

答案 A

177. 三环类抗抑郁药物的作用机理为

A. 阻断多巴胺受体

B. 阻断肾上腺素受体

C. 阻断乙酰胆受体

D. 阻断 5－羟色胺受体

E. 阻断阿片受体

答案 D

第四章　脑器质性精神障碍

1. **关于阿尔茨海默病 AD 的病因学发病机制以下错误的是**

A. AD 患者脑部乙酰胆碱明显缺乏乙酰胆碱酯酶和胆碱乙酰转移酶活性降低

B. AD 患者脑中某些神经递质的含量一般减少如去甲 NE、5 - HT、谷氨酸等

C. AD 患者发病与遗传因素有关有家族史者其患病率比普通人群高

D. 载脂蛋白 E4 APOE4 基因是老年型 AD 的重要危险基因

E. 80 左右的 AD 患者为家族性常染色体显性遗传 FAD 的患者

答案 E

2. **阶段性遗忘常见于**

A. 脑外伤

B. 脑炎所致精神障碍

C. 精神分裂症

D. 精神发育迟滞

E. 情感性精神障碍

答案 A

3. **一患者脑外伤后出现人格改变最可能累及的大脑部位是**

A. 枕叶

B. 岛叶

C. 额叶

D. 顶叶

E. 小脑

答案 C

4. **关于以下阿尔茨海默病和抑郁症假性痴呆的鉴别要点不正**

确的是

A. 前者起病缓慢

B. 前者早期即出现人格改变和记忆障碍

C. 前者有求治要求和自知力

D. 抗抑郁药物可在短期内缓解后者的抑郁情绪并改善认知功能

E. 后者的临床症状可以具有昼重夜轻的变化

答案 C

5. **关于非特异性脑炎所致精神障碍的临床特征下列说法不正确的是**

A. 可有癫痫发作和神经系统损害的某些症状

B. 多数在早期就可有意识障碍精神症状可为首发症状也可为主要临床表现

C. 精神障碍多在疾病晚期出现

D. 患者的起病多为急性或亚急性部分患者病前可有上呼吸道或肠道感染史

E. 以单纯泡疹病毒性脑炎最为常见发病无季节性与区域性

答案 C

6. **枕叶肿瘤的特征性症状是**

A. 认知障碍

B. 情感障碍

C. 智能障碍

D. 人格改变

E. 原始性视幻觉

答案 E

7. **在癫痫性精神障碍的治疗中不宜使用的药物是**

A. 利培酮

B. 托吡酯

C. 卡马西平

D. 阿米替林

E. 氟哌啶醇

答案 D

8. 谵妄发病的常见原因不包括

A. 感冒

B. 脑外伤

C. 颅内肿瘤

D. 药物

E. 水电解质和酸碱平衡紊乱

答案 A

9. 文盲的 MMSE 的正常分数为

A. >21

B. >19

C. >17

D. >20

E. >24

答案 C

10. 谵妄与痴呆的鉴别诊断中错误的是

A. 谵妄症状多在夜间加重

B. 谵妄常有睡眠觉醒周期的改变

C. 谵妄常为急性发病

D. 谵妄的病程不超过 1 个月

E. 痴呆的视幻觉比谵妄更常见

答案 E

11. 谵妄的特别不包括

A. 慢性病程

B. 意识清晰度下降

C. 症状昼轻夜重

D. 可表现为注意记忆定向思维多方面症状

E. 常伴有幻觉错觉

答案 A

12. 患者女58岁肺部感染2d突然出现精神症状，表现为说神道鬼抓住医师的听诊器，说这是金子这是金子，有时又指着天花板叫奶奶、奶奶，病愈后患者对当时的情况不能记忆。这种现象称为

A. 谵妄

B. 痴呆

C. 虚构

D. 遗忘

E. 假性痴呆

答案 A

13. 患者女55岁有高血压史10年伴高血脂，近几个月出现头痛嗜睡并伴近事记忆障碍易激惹，CT显示脑部有大小不等梗死的小软化灶形成小囊及稀疏区较正确的诊断为

A. 痴呆

B. 慢性脑病综合征

C. 早期阿尔茨海默病

D. 血管性痴呆

E. 脑肿瘤所致精神障碍

答案 D

14. 患者男78岁既往无脑卒中发作史近2年来逐渐出现记忆力减退起初表现为新近发生的事容易忘记如经常失落物品经常找不着刚用过的东西看书读报后不能回忆其中的内容等症状持续加重近半年来表现为出门不知归家忘记自己亲属的名字把自己的媳妇当做自己的女儿言语功能下降讲话无序个人生活不能自理有情绪不稳和吵闹行为体格检查未发现神经系统定位体征CT检查显示轻度脑萎缩此患者最可能的诊断是

A. 阿尔茨海默病早期

B. 阿尔茨海默病中期

C. 阿尔茨海默病晚期

D. 血管性痴呆晚期

E. 精神分裂症

答案 B

15. 患者男 74 岁近 3 天来夜间出现行为紊乱说房间的地板上有老鼠和蛇表情恐惧紧张言语令人费解白天较安静喜卧床对夜间行为不能回忆生活需人协助料理颅脑 CT 显示顶枕叶片状梗死灶考虑该患者目前处于

A. 痴呆状态

B. 幻觉妄想状态

C. 谵妄状态

D. 抑郁状态

E. 木僵状态

答案 C

16. 患者，女，72 岁，既往无高血压史，记忆力进行性下降 6 年，近来常因忘记关煤气而引起厨房失火，不知如何烹饪熟悉的食品，说不出名称，只会说那样东西，夜间找不着卫生间，行为紊乱。检查肌力正常无共济失调，脑部 CT 显示有广泛脑萎缩，考虑该患者可能的诊断是

A. 路易体痴呆

B. 多发性梗死性痴呆

C. Creutzfeldt – Jacob 病

D. 阿尔茨海默病

E. 额颞叶痴呆

答案 D

17. 脑器质性精神障碍是指

A. 脑部病理或病理生理学改变所致的一类精神障碍

B. 脑部感染所致的精神障碍

C. 继发于全身性疾病或障碍，使脑部间接受到“侵害”或影响的精神障碍

D. 智力、记忆和人格的全面损害

E. 与脑部疾病同时存在的精神障碍

答案 A

18. 谵妄最多见的幻觉是

A. 听幻觉

B. 味幻觉

C. 视幻觉

D. 本体幻觉

E. 触幻觉

答案 C

19. 下述综合征中何种常具有昼轻夜重的规律

A. 遗忘综合征

B. 痴呆综合征

C. 急性脑病综合征

D. 精神自动症

E. Capgras 综合征

答案 C

20. 下列哪种说法错误

A. 谵妄病人可发生冲动行为

B. 谵妄病人的视幻觉多为恐怖性的

C. 谵妄病人常有定向障碍

D. 谵妄病人可出现被害妄想

E. 谵妄病人突然变得安静，说明病情好转

答案 E

21. 慢性脑病综合征一般不出现的是

A. 记忆障碍

B. 思维障碍

C. 人格障碍

D. 意识障碍

E. 情绪障碍

答案 D

22. 痴呆综合征又称

A. 急性脑病综合征

B. 慢性脑病综合征

C. 遗忘综合征

D. 精神发育迟滞

E. 老年性痴呆

答案 B

23. 有关遗忘综合征，下列哪种说法正确

A. 一种广泛性认知功能障碍

B. 一种选择性或局限性认知功能障碍

C. 为一种半侧脑功能障碍

D. 常见病因为颅内感染

E. 以对既往经历的全面丧失为特征

答案 B

24. 一个病人意识清晰，智能相对良好，但有近事记忆障碍和言谈虚构倾向，最可能的综合征是

A. 谵妄综合征

B. 慢性脑病综合征

C. 急性脑病综合征

D. 遗忘综合征

E. 精神发育迟滞

答案 D

25. 老年性痴呆的病理特征是

A. 大脑皮质萎缩

B. 小脑脑沟增宽

C. 老年斑和神经元纤维缠结

D. 脑室扩大

E. 神经元气球样肿胀

答案 C

26. 老年痴呆的后期主要表现

A. 生活不能自理

B. 幻觉

C. 妄想

D. 远记忆力障碍

E. 智能全面减退

答案 A

27. 老年痴呆的病程特征为

A. 发作缓解型

B. 进行性发展加重

C. 发作进展型

D. 只发作一次

E. 缓慢发展，逐渐好转

答案 B

28. 一老年病人，远记忆受损，智能活动全面减退，难于胜任简单的家务劳动，不能正确回答家人的名字和年龄，饮食不知饥饱，外出找不到家门，举动幼稚，不知羞耻，此病人最可能的诊断是

A. 老年性痴呆的早期

B. 老年性痴呆的中期

C. 老年性痴呆的晚期

D. 正常的老年衰退

E. 抑郁性假性痴呆

答案 B

29. 造成血管性痴呆的常见原因是

A. 颅内硬化动脉的血栓形成

B. 颅内动脉破裂出血

C. 颅外动脉的栓子

D. 颅外肿瘤转移的栓子

E. 颅内肿瘤所致

答案 C

30. 老年性痴呆与血管性痴呆的鉴别主要是

A. 发病年龄

B. 记忆障碍

C. 情绪不稳

D. 病程的波动性特征

E. 幻觉妄想

答案 D

31. 麻痹性痴呆有诊断意义的体征是

A. 癫痫大发作

B. 共济失调

C. 腱反射亢进

D. 粗大震颤

E. 阿－罗氏瞳孔

答案 E

32. 一患者脑外伤后出现人格改变，最可能累及的大脑部位是

A. 枕叶

B. 颞叶

C. 额叶

D. 顶叶

E. 小脑

答案 C

33. 有关痴呆的概念下述哪项不对

A. 痴呆是一种常见的慢性脑病综合征

B. 表现为全面的智能减退

C. 多由于先天的原因所致

D. 有社会功能减退

E. 大多数是不可逆的

答案 C

34. 老年良性记忆减退与阿尔茨海默病最主要的区别是后者为

A. 记忆障碍程度轻

B. 社会功能减退不明显

C. 非进行性发展

D. 疾病进行性发展

E. 智能减退不明显

答案 D

35. 慢性脑病综合征最主要的临床表现是

A. 意识障碍

B. 情感障碍

C. 全面的智能减退

D. 思维障碍

E. 行为紊乱

答案 C

36. 顶叶损害的主要症状之一是

A. 失语

B. 偏瘫

C. 偏侧感觉障碍

D. 失用

E. 失明

答案 D

37. 一患者反复出现幻嗅，幻味，似曾相识，梦幻样体验，伴有咀嚼，咂嘴及吞咽动作，不发生时症状消失。此患者最可能的病变部位是

A. 额叶

B. 顶叶

C. 颞叶

D. 枕叶

E. 下丘脑

答案 C

38. 阿尔茨海默病患者经常走错房间，外出不知归家，主要是因为

A. 行为紊乱

B. 记忆障碍

C. 意识清晰度下降

D. 意志减退

E. 错觉

答案 B

39. 诊断脑震荡时主要考虑外伤后意识障碍持续的时间不应超过

A. 10 分钟

B. 30 分钟

C. 60 分钟

D. 120 分钟

E. 180 分钟

答案 B

40. 谵妄的关键性精神病理改变是

A. 感知觉障碍

B. 思维不连贯

C. 记忆力下降

D. 理解判断力下降

E. 意识清晰程度的下降

答案 E

41. 一 74 岁的男性病人，近 3 天来夜间出现行为紊乱，说房间的地板上有老鼠、有蛇，表情恐惧、紧张，言语令人费解；白天则较安静、喜卧床，对夜间行为难以回忆，生活自理需协助。头颅 CT 示：顶枕叶片状梗塞灶。考虑该患者目前处于

A. 痴呆状态

B. 幻觉妄想状态

C. 谵妄状态

D. 抑郁状态

E. 木僵状态

答案 C

42. 女性，72 岁，既往无高血压史。记忆力进行性下降 6 年。近来常因忘记关煤气而引起厨房失火，不知如何烹饪，熟悉的物品说不出名称，只会说“那样东西”。夜间定向障碍，行为紊乱。肌力正常，无共济失调，脑部 CT 示有广泛脑萎缩。考虑最可能的诊断是

A. 亨廷顿氏病

B. 多发梗塞性痴呆

C. Creutzfeldt – Jacob 病

D. 阿尔茨海默病

E. Wilson's 病

答案 D

43. 卒中伴发的精神障碍最常见是

A. 躁狂

B. 精神病

C. 双相障碍

D. 抑郁

E. 广泛性焦虑发作

答案 D

44. 记忆力障碍在脑器质性精神障碍的初期表现为

A. 顺行性遗忘

B. 错构

C. 瞬间记忆障碍

D. 近事遗忘

E. 远事遗忘

答案 D

45. 男性，26 岁，2 周前曾出现恶心、呕吐、腹泻，发热，38℃。近 1 周诉头痛、出现幻听，感觉被人跟踪，疑被害。其情绪

不稳，时哭时笑，伴行为紊乱、动作离奇无目的性。近3日出现尿失禁、偶出现四肢抽搐。查体：病理反射阳性。脑脊液检查IgG增高，EEG示棘慢波。该例最可能的诊断是

A. 双相障碍

B. 精神分裂症青春型

C. 躁狂发作

D. 脑炎所致精神障碍

E. 癫痫所致精神障碍

答案 D

46. 前额叶损害综合征的主要表现有

A. 情感淡漠，动力缺乏，行为迟缓等阴性症状

B. 失用、失写、失算、手指失认等

C. 沟回发作，幻听、欣快等

D. 偏瘫

E. 失语

答案 A

47. 谵妄的病理机制主要是

A. 失水

B. 休克

C. 酸中毒

D. 脑神经细胞急性代谢紊乱

E. 低血压

答案 D

48. 有关阿尔茨海默病（AD）的流行病学以下哪项错误

A. AD的发病率与年龄呈正相关，女性多于男性

B. 65岁以上的老年人中痴呆的患病率为4%～7%

C. 80岁以上的患病率可高达50%以上

D. 65岁以上的老年人中，AD的年发病率约为1%

E. 年老、痴呆家族史、脑外伤史、抑郁症史、低教育水平等

是发病的高危因素

答案 C

49. 有关阿尔茨海默病（AD）的病因、发病机制以下哪项错误

A. AD 患者脑部乙酰胆碱明显缺乏，乙酰胆碱酯酶和胆碱乙酰转移酶活性降低

B. AD 患者脑中某些神经递质的含量一般减少，如 NE、5－HT、谷氨酸等

C. AD 发病与遗传因素有关，有家族史者其患病率为普通人群的 3 倍

D. 载脂蛋白 E（APOE）基因是老年型 AD 的重要危险基因

E. 80% 左右的 AD 患者为家族性常染色体显性遗传（FAD）的患者

答案 E

50. 有关阿尔茨海默病（AD）的临床表现以下哪项错误

A. AD 通常起病隐袭，波动性发展

B. 由发病至死亡平均约 8～10 年

C. 认知功能减退为主要症状之一

D. 可表现多种精神症状

E. 人格改变往往出现在疾病的早期，近记忆障碍常为首发症状

答案 A

51. 阿尔茨海默病－轻度时的临床表现不包括哪一条

A. 患者对新近发生的事容易遗忘，学习新知识困难

B. 患者对自己认知功能缺损有一定的自知力，并力求弥补和掩饰

C. 常有时间定向障碍和计算能力减退

D. 人格改变，表现为缺乏主动性，少动，孤独，自私，冷淡，情绪不稳等

E. 患者的个人生活不能自理

答案 E

52. 72岁的男性病人，既往从未有过脑卒中发作。近2年来逐渐出现记忆力减退，起初表现为新近发生的事容易遗忘，如经常失落物品，经常找不到刚用过的东西，看书读报后不能回忆其中的内容等。症状持续加重，近半年来表现为出门不知归家，忘记自己亲属的名字，把自己的媳妇当作自己的女儿。言语功能障碍明显，讲话无序，不能叫出家中某些常用物品的名字。个人生活不能料理，有情绪不稳和吵闹行为，体格检查未发现神经系统定位征，CT检测提示轻度脑萎缩。此病人最可能的诊断是

A. 阿尔茨海默病早期

B. 阿尔茨海默病中期

C. 阿尔茨海默病晚期

D. 血管性痴呆

E. 正常的衰老

答案 B

53. 有关血管性痴呆（VD）以下哪项不对

A. VD是指由脑血管病变导致的痴呆

B. 发病的危险因素包括高血压、冠状动脉疾病、房颤、糖尿病、高血脂、吸烟、高龄、既往卒中史等

C. 与AD比较，VD的起病相对较急，病程可呈阶梯式恶化且波动较大

D. 与AD比较，VD较少出现夜间精神紊乱，但人格改变较多见

E. 与AD比较，VD认知功能缺损通常较局限，记忆缺损可能不太严重

答案 D

54. 有关血管性痴呆（VD）的治疗以下哪项不对

A. 对VD危险因素的预防和治疗可减少VD的发病率

B. 控制危险因素如高血压、高血脂、吸烟、酗酒等应作为治疗的重要一环

C. 既往有TIA或非出血性脑卒中史者，可使用小剂量阿司匹林

D. 血管舒张剂和促脑代谢药等可以试用

E. 抗精神病药物的使用一般不应少于1年

答案 E

55. 下列哪项使我们在诊断时要优先考虑可能有器质性精神障碍

A. 有幻觉、妄想

B. 有类神经衰弱症状

C. 紧张性木僵

D. 有记忆障碍

答案 D

56. 脑器质性精神障碍是指

A. 脑部病理或病理生理学改变所致的一类精神障碍

B. 与脑部疾病同时存在的精神障碍

C. 脑部感染所致的精神障碍

D. 继发于全身性疾病，使脑部间接受到“侵害”或影响的精神障碍

答案 A

57. 一患者反复出现幻嗅、幻味，似曾相识，伴有咀嚼，咂嘴及吞咽动作，不发出时症状消失。此患者最可能的病变部位是

A. 顶叶

B. 颞叶

C. 额叶

D. 下丘脑

答案 B

58. 前额区综合征的主要表现是

A. 钩回发作，幻听欣快等

B. 失用、失算、手指失认等

C. 情感淡漠，始动性差，动力缺乏等

D. 以上都是

答案 C

59. 顶叶损害的主要症状之一是

A. 视幻觉

B. 痴呆

C. 偏侧感觉障碍

D. 失用

答案 D

60. 顶叶受损的典型综合征是

A. Anton 综合征

B. Kluver－Bucy 综合征

C. Gerstmann 综合征

D. Korsakoff 综合征

答案 C

61. 下列哪项提示额叶有病变

A. 强握反射阳性，吸吮反射阳性

B. 膝反射亢进

C. 偏瘫

D. 下颌反射阳性

答案 A

62. 下列哪种说法不妥

A. 谵妄患者突然变得安静，说明病情好转

B. 谵妄患者可出现片段妄想

C. 谵妄患者常有定向障碍

D. 谵妄患者可有被害妄想

答案 A

63. 谵妄综合征的主要特征是

A. 幻视

B. 意识障碍昼轻夜重

C. 记忆减退

D. 幻听

答案 B

64. 谵妄的病理机制主要是

A. 电解质紊乱

B. 颅脑损伤

C. 感染

D. 脑神经细胞急性代谢紊乱

答案 D

65. 谵妄最多见的幻觉是

A. 幻嗅

B. 幻味

C. 幻视

D. 幻听

答案 C

66. 谵妄的关键性精神病理改变是

A. 记忆力下降

B. 感知觉障碍

C. 意识清晰度的下降

D. 情绪障碍

答案 C

67. 谵妄最多见的幻觉是

A. 听幻觉

B. 味幻觉

C. 视幻觉

D. 本体幻觉

答案 C

68. 谵妄综合征的主要特征是

A. 意识障碍昼轻夜重

B. 幻视

C. 注意涣散

D. 记忆减退

答案 A

69. 谵妄的关键性精神病理改变是

A. 感知觉障碍

B. 思维不连贯

C. 记忆力下降

D. 意识清晰程度的下降

答案 D

70. 下述综合征中何种常具有昼轻夜重的规律

A. 遗忘综合征

B. 痴呆综合征

C. 急性脑综合征

D. 精神自动症

答案 C

71. 下列综合征中何种常具有昼轻夜重的规律

A. 遗忘综合征

B. 慢性脑病综合征

C. Capgras 征

D. 急性脑病综合征

答案 D

72. 控制谵妄状态时兴奋躁动的常用药物氟哌啶醇的药理机制是

A. 其抗胆碱能作用及 α - 肾上腺素能阻滞作用都相对较弱

B. 抗胆碱能作用强，而 α - 肾上腺素能阻滞作用较弱

C. 抗胆碱能作用弱，而 α - 肾上腺素能阻滞作用强

D. 阻断 5 - HT 的回收弱

答案 A

73. 慢性脑综合征一般不出现的是

A. 记忆障碍

B. 思维障碍

C. 人格障碍

D. 意识障碍

答案 D

74. 痴呆综合征又称

A. 急性脑综合征

B. 慢性脑综合征

C. 遗忘综合征

D. 精神发育迟滞

答案 B

75. 慢性脑病综合征一般不出现的症状是

A. 记忆障碍

B. 思维障碍

C. 意识障碍

D. 人格障碍

答案 C

76. 有关遗忘综合征，下列哪种说法正确

A. 以远事记忆障碍为特征

B. 为一种半侧脑功能障碍

C. 对既往经历的全面丧失为特征

D. 一种选择性或局限性认知功能障碍

答案 D

77. 一个患者意识清晰，智慧相对良好，但有近事记忆障碍和言语虚构倾向，最可能的综合征是

A. 遗忘综合征

B. 慢性脑病综合征

C. 急性脑病综合征

D. 精神发育迟滞

答案 A

78. 慢性脑病综合征最主要的临床表现是

A. 意识障碍

B. 幻觉、妄想

C. 记忆障碍

D. 全面的智慧减退

答案 D

79. 痴呆的概念以下哪项不正确

A. 大脑病变引起的综合征

B. 多种认知功能减退

C. 出生后出现

D. 可伴有幻觉、妄想

答案 C

80. 有关痴呆以下哪项不对

A. 后天获得的

B. 都是不可逆

C. 意识一般无异常

D. 表现为记忆、理解、计算等多种认知功能减退

答案 B

81. 有关痴呆的概念下列哪项不对

A. 起病缓慢，多数痴呆不可逆

B. 以智能减退为主要特征

C. 多由于先天的原因所致

D. 是一种常见的慢性脑病综合征

答案 C

82. 下列哪种属皮质型痴呆

A. 帕金森病性痴呆

B. Wilson's 病

C. Pick's 病

D. Bingswanger 病

答案 C

83. 最常见的痴呆是哪一种

A. 阿尔茨海默病

B. 血管性痴呆

C. 路易体痴呆

D. 麻痹性痴呆

答案 A

84. 痴呆综合征又称

A. 急性脑部综合征

B. 慢性脑病综合征

C. 老年性痴呆

D. 血管性痴呆

答案 B

85. 老年良性记忆减退与阿尔茨海默病最主要的区别是后者为

A. 病程可逆

B. 社会功能减退不明显

C. 智慧减退不明显

D. 疾病进行性发展

答案 D

86. 老年人良性健忘症主要影响记忆的哪个阶段

A. 识记

B. 保存

C. 再认

D. 再现

答案 D

87. MRI 显示额颞叶萎缩，哪种病可能性最大

A. 阿尔茨海默病

B. 路易体痴呆

C. 皮克病

D. 血管性痴呆

答案 C

88. 阿尔茨海默病的病理特征是

A. 大脑皮质弥漫性萎缩

B. 老年斑和神经纤维缠结

C. 神经元气球样肿胀

D. 脑室扩大、神经元大量减少

答案 B

89. 神经纤维缠结（NFTs）的主要成分是

A. 淀粉样前体蛋白

B. β类淀粉蛋白

C. 高度磷酸化 Tau 蛋白

D. α-共核蛋白

答案 C

90. 迟发型 AD 的致病基因为

A. APP

B. S182

C. STM-2

D. ApoE

答案 D

91. 阿尔茨海默病的核心症状是

A. 视空间和定向障碍

B. 记忆障碍

C. 言语障碍

D. 智能减退

答案 B

92. 一老年患者不能认出镜中的自我是因为

A. 智能减退

B. 记忆减退

C. 定向障碍

D. 失认

答案 D

93. 阿尔茨海默病患者哪种幻觉最常见

A. 幻嗅

B. 幻味

C. 幻听

D. 幻视

答案 C

94. 阿尔茨海默病患者的攻击行为与何者相关

A. 颞叶萎缩

B. 额叶萎缩

C. 枕叶萎缩

D. 海马萎缩

答案 A

95. 阿尔茨海默病患者性活动增强与何者有关

A. 颞叶萎缩

B. 额叶萎缩

C. 枕叶萎缩

D. 海马萎缩

答案 B

96. 路易体痴呆患者哪种幻觉最常见

A. 幻嗅

B. 幻味

C. 幻听

D. 幻视

答案 D

97. 痴呆早期常出现的 BPSD 为

A. 幻觉妄想

B. 情绪症状和人格改变

C. 攻击行为

D. 昼夜节律紊乱

答案 B

98. BPSD 在痴呆的　期达高峰

A. 早期

B. 中期

C. 晚期前

D. 晚期后

答案 C

99. 阿尔茨海默病与血管性痴呆的鉴别主要是

A. 有无精神病性症状

B. 记忆障碍的严重程度

C. 引起痴呆的原发疾病

D. 病程的进展方式

答案 C

100. 阿尔茨海默病患者经常走错房间，外出不知归家主要是因为

A. 记忆障碍

B. 意识清晰度下降

C. 视空间障碍

D. 思维紊乱

答案 C

101. 阿尔茨海默病的流行病学研究下列哪项不对

A. 随着年龄的增长，阿尔茨海默病的患病率明显增加

B. 男性患者多于女性

C. 文盲或低文化程度患病率较高

D. 痴呆阳性家族史增加阿尔茨海默病的患病率

答案 B

102. 怀疑阿尔茨海默病的首选检查方法是

A. EEG

B. CT

C. MRI

D. SPECT

答案 C

103. 皮层下动脉硬化性脑病的病程常为

A. 慢性进行性

B. 阶梯样加重

C. 波动性变化

D. 可逆性

答案 A

104. 痴呆确诊的主要依据是

A. 起病缓慢

B. 智力测验时智商少于 70 分

C. 进行性加重的智能减退，并因此导致社会功能减退

D. 以上都不是

答案 C

105. Alzheimer 病与 Pick 病的区别在于后者

A. 早期有记忆障碍

B. 早期有人格改变

C. 早期有脑电图 α 波消失

D. 常有失用、失语

答案 B

106. Alzheimer 病的诊断主要靠

A. CT 扫描结果

B. 视觉诱发电位

C. 神经心理测验

D. 临床征象

答案 D

107. 有关血管性痴呆（VD）的治疗以下哪项不对

A. 对 VD 危险因素的预防和治疗可减少 VD 的发病率

B. 目前还没有治疗 VD 的特效药

C. 首先要控制血压和其他危险因素

D. 抗精神病药物的使用一般不应少于 1 年

答案 D

108. 有关血管性痴呆（VD）以下哪项不对

A. VD 与年龄有关，男性多于女性

B. 是指由脑血管病变导致的痴呆

C. 与 AD 相比，VD 较少出现夜间精神紊乱，但人格改变较多见

D. 与 AD 相比，VD 认知功能缺损通常较局限记忆缺损可能不

太严重

答案 C

109. Kluver – Bucy 综合征在哪种疾病早期出现

A. AD

B. Pick 病

C. Creutzfeldt – Jacob 病

D. Lewy 小体痴呆

答案 B

110. 路易体痴呆的核心症状是

A. 进行性加重的认知功能障碍

B. 波动性的认知功能障碍

C. 波动性的幻视

D. 自发出现帕金森样运动障碍

答案 B

111. 正常颅压脑积水的三联症是

A. 头痛、痴呆、共济失调

B. 痴呆、步态不稳、尿失禁

C. 痴呆、共济失调、精神症状

D. 痴呆、共济失调、腱反射消失

答案 B

112. 抑郁性痴呆和阿尔茨海默病的鉴别在于后者

A. 行为衰退与认知障碍程度一致

B. 睡眠障碍更重，常有早醒

C. 有言语贫乏

D. PET 显示不对称的额叶代谢低下

答案 A

113. 男性患者，35 岁，乱语，躁动不安 2 周后，突发高热、头痛、呕吐；体温 40℃，1 天后出现频繁的癫痫发作、昏迷，3 天后抢救无效死亡。病理检查发现脑实质

A. 急性播散性脑脊髓炎

B. 巨细胞病毒性脑炎
C. 带状疱疹病毒性脑炎
D. 单纯疱疹病毒性脑炎

答案 D

114. 关于 A－R 瞳孔描述，以下正确的是
A. 瞳孔缩小，光反应存在
B. 对光反应存在，调节反应消失
C. 对光反应及调节反应均消失
D. 对光反应消失，调节反应存在

答案 D

115. 关于麻痹性痴呆的病理特征，错误的是
A. 软脑膜变得混浊、增厚
B. 大脑皮质萎缩，以枕叶为最严重
C. 脑室扩大，室管膜变厚
D. 大脑皮质

答案 B

116. 癫痫伴发的精神障碍不包括
A. 自动症
B. 癫痫性遗忘综合征
C. 癫痫性人格改变
D. 强直－阵挛发作

答案 D

117. 癫痫性精神障碍的常见类型不包括
A. 精神分裂样障碍
B. 精神运动性发作
C. 假性痴呆
D. 朦胧状态、谵妄状态

答案 C

118. 下列哪一项不是全面性发作
A. 肌阵挛发作

B. 强直发作
C. 阵挛发作
D. 精神运动性发作

答案 D

119. 对于癫痫的描述哪项不正确
A. 全面性发作多伴有意识障碍
B. 部分性发作无意识障碍
C. 全面性发作指临床表现为双侧性，脑电图也是双侧放电
D. 部分性发作是指局灶性异常放电机电图

答案 B

120. 对于难治性癫痫的概念中哪一项不对
A. 使用了至少两种以上的一线抗癫痫药物治疗
B. 至少观察 2 年以上
C. 每月发作至少 2 次以上
D. 无进行性中枢神经系统疾病或占位性病变者

答案 C

121. 每秒 3 次的棘慢波综合见于
A. 失神发作
B. 肌阵挛发作
C. 阵挛发作
D. 部分性发作

答案 A

122. 特发性癫痫的主要特点以下哪项是错误的
A. 发病与年龄相关强，儿童和青少年期发病
B. 脑电图背景活动正常
C. 精神运动发育障碍及智能障碍
D. 有自愈的倾向

答案 C

123. 症状性癫痫的描述哪项是正确的
A. 有较为明确的病因

B. 发病与年龄相关性强

C. 一般于青春期前后痊愈

D. 发作相对较少

答案 A

124. 哪种类型的癫痫容易成为难治性癫痫

A. 失神发作

B. Lennox – Gastaut 综合征

C. 肌阵挛发作

D. Jackson 癫痫

答案 B

125. 老年期出现癫痫最常见的原因有

A. 发育异常

B. 中枢神经系统感染

C. 脑血管畸形

D. 脑血管意外

答案 D

126. 神经元异位常在什么时期出现癫痫发作

A. 婴儿期

B. 儿童和青少年期

C. 成人期

D. 老年期

答案 B

127. 脑血管疾病导致的癫痫哪项正确

A. 脑血管畸形容易在青春期出现癫痫发作

B. 脑梗死比脑出血更容易出现癫痫

C. 大脑白质受累比大脑皮质受累更容易出现癫痫

D. 脑血管意外是成年期出现癫痫的常见原因

答案 A

128. 关于脑肿瘤所致癫痫的描述哪项正确

A. 转移瘤比原发性肿瘤更容易出现癫痫发作

B. 幕下肿瘤引起癫痫比幕上肿瘤更多

C. 进展较快的比进展较慢的肿瘤更容易出现癫痫

D. 脑肿瘤是老年期和成年期出现癫痫的常见原因

答案 D

129. **表现为抑郁状态的癫痫性精神障碍与大脑什么部位病变有关**

A. 大脑优势半球

B. 大脑非优势半球

C. 边缘系统

D. 海马

答案 B

130. **表现为攻击型人格障碍、偏执状态的癫痫性精神障碍与大脑什么部位病变有关**

A. 大脑优势半球

B. 大脑非优势半球

C. 边缘系统

D. 海马

答案 A

131. **自动症的核心症状是**

A. 精神症状

B. 反复发作

C. 意识障碍

D. 刻板动作

答案 C

132. **在癫痫发作期出现闪光、冒金花主要是下列哪部分皮质的异常放电引起**

A. 枕叶

B. 颞叶

C. 额叶

D. 顶叶

答案 A

133. 在癫痫发作期出现言语性幻听主要是下列哪部分皮质的异常放电引起

A. 枕叶

B. 颞叶

C. 额叶

D. 顶叶

答案 B

134. 在癫痫发作期出现思维中断，或强迫性思维主要是下列哪部分皮质的异常放电引起

A. 枕叶

B. 颞叶

C. 额叶

D. 顶叶

答案 C

135. 在癫痫发作期出现强迫性回忆主要是下列哪部分皮质的异常放电引起

A. 枕叶

B. 颞叶

C. 额叶

D. 顶叶

答案 B

136. 对精神分裂症和癫痫性精神分裂症样精神病的比较在于后者

A. 阴性症状较多

B. 二者预后差不多

C. 频发妄想，常具有神秘宗教体验

D. 容易出现人格障碍

答案 C

137. 癫痫发作后的朦胧状态最常见于

A. 部分性癫痫

B. 全身强直－阵挛发作持续状态
C. 失神发作
D. 精神运动性发作

答案 B

138. 癫痫发作后精神障碍的常见症状为
A. 定向力障碍
B. 幻觉
C. 妄想
D. 兴奋激动

答案 D

139. 替代性精神障碍属于
A. 癫痫发作期精神障碍
B. 发作间歇期精神障碍
C. 发作前后精神障碍
D. 精神运动性发作

答案 C

140. 癫痫患者表现为替代性精神障碍时
A. 脑电图异常
B. 脑电图正常
C. 癫痫发作时出现
D. 属于发作间歇期精神障碍的一种

答案 B

141. 哪一种抗癫痫药物最容易引起精神行为异常
A. 苯巴比妥
B. 卡马西平
C. 苯妥英钠
D. 丙戊酸钠

答案 A

142. 哪一种抗癫痫药物对于认知和行为的影响最大
A. 苯妥英钠

B. 氯硝西泮
C. 苯巴比妥
D. 卡马西平

答案 C

143. 哪一种抗癫痫药物最容易出现找词困难
A. 苯妥英钠
B. 托吡酯
C. 丙戊酸钠
D. 拉莫三嗪

答案 B

144. 诊断癫痫主要依靠
A. 头颅 CT 或 MRI
B. 脑电图
C. 神经系统体征
D. 临床表现

答案 D

145. 脑电图对癫痫的诊断价值在于
A. 脑电图正常可以排除癫痫
B. 脑电图发现癫痫样放电便可诊断癫痫
C. 脑电图可以反映异常放电的起源
D. 癫痫异常放电的频率与临床的严重程度一致

答案 C

146. 部分性发作首选
A. 苯巴比妥
B. 苯妥英钠
C. 卡马西平
D. 丙戊酸钠

答案 C

147. 癫痫发作间期精神障碍以（　）较为常见
A. 幻觉妄想

B. 人格改变

C. 智能障碍

D. 焦虑抑郁

答案 B

148. 单纯疱疹病毒脑炎主要损害

A. 灰质

B. 白质

C. 脑神经

D. 周围神经

答案 A

149. 进行性多灶性白质脑病的显著特点是

A. 液化性坏死

B. 脱髓鞘病变

C. 病变主要位于灰质

D. 脑室扩大

E. 脑萎缩

答案 B

150. 关于脑震荡后综合征的发病机制，正确的是

A. 器质性因素所起的作用比病人的素质因素明显

B. 病人的素质及心理因素在病因中起主导作用

C. 心理机制对于脑震荡后综合征的发生无关

D. 脑震荡后综合征的发生仅和心理机制有关

答案 B

151. 关于脑震荡后发生的意识障碍，正确的是

A. 脑震荡后不会产生遗忘现象

B. 脑震荡后可发生持续数天的昏迷

C. 脑震荡后可发生数秒至 30 分钟的意识障碍

D. 外伤后遗忘可能发生数小时

答案 C

152. 关于脑挫裂伤的叙述，不正确的是

A. 脑挫裂伤多发生于脑表面的皮质

B. 呈点片状出血

C. 严重时可合并脑深部结构的损伤

D. 不会发生软脑膜撕裂

答案 D

153. 关于脑挫裂伤后的意识障碍，不正确的是

A. 脑挫裂伤后，一般意识障碍的时间较长

B. 多数病人伤后立即昏迷

C. 脑挫裂伤致昏迷的病人清醒后，病情即得到控制，不会再次出现昏迷

D. 患者发生脑挫裂伤后，可出现迷走神经兴奋症状

答案 C

154. 某病人颅脑外伤意识恢复后，存在人格障碍，表现为：迟钝、淡漠，情感平淡，对周围的事漠不关心；检查：吸吮反射（+），无椎体束征，无感觉异常，则可能性最大的受损部位是

A. 额叶

B. 颞叶

C. 枕叶

D. 顶叶

答案 A

155. 下列哪种肿瘤较早出现精神症状

A. 神经鞘瘤

B. 星型胶质细胞瘤

C. 多型成胶质细胞瘤

D. 脑膜瘤

答案 C

156. 下列哪种因素与肿瘤所致行为异常无关

A. 颅肿瘤部位

B. 病前个体素质

C. 病前性格特征
D. 肿瘤的生长速度

答案 A

157. 间脑肿瘤的特征性症状是

A. 视野缺损
B. 自动症
C. 嗜睡－贪食
D. 无欲－意志缺乏

答案 C

158. 第三脑室附近的肿瘤导致的典型精神症状是

A. 遗忘综合征
B. 人格改变
C. 幻觉妄想
D. 抑郁焦虑

答案 A

159. 额叶肿瘤可出现的精神症状表现有

A. 反复发作，幻听、欣快等
B. 广泛性智慧受损、情感障碍、人格改变
C. 失用、失写、失算、手指失认
D. 遗忘综合征

答案 B

160. 由于大脑弥漫性器质性损害，导致的智能各个方面障碍为

A. 心因性痴呆
B. 部分性痴呆
C. 全面性痴呆
D. 童样痴呆
E. 假性痴呆

答案 C

161. 无意识障碍而出现语言、动作、情感的抑制

A. 影响妄想

B. 强制性思维

C. 痴呆

D. 关系妄想

E. 木僵

答案 E

162. 导致老年痴呆最常见的疾病是

A. 帕金森病

B. 肝豆状核变性

C. 阿尔茨海默病

D. 匹克病

E. 亨廷顿病性痴呆

答案 C

163. 病人 18 岁以后由于各种原因所致的智能减退称为

A. 痴呆

B. 遗忘

C. 精神发育迟滞

D. 虚构

E. 记忆减退

答案 A

164. 器质性精神障碍的诊断原则为

A. 详细询问病史

B. 仔细进行体格和神经系统检查

C. 生化检查

D. 脑电图或 X 线断层扫描检查

E. 以上都对

答案 E

165. 老年痴呆的病理特征为

A. 大脑皮质萎缩

B. 小脑脑沟增宽

C. 老年斑和 Alzheimer 神经元纤维以改变

D. 脑室扩大

E. 神经元田气球样肿胀

答案 C

166. 老年痴呆的早期症状为

A. 记忆减退

B. 性格改变

C. 情绪急躁

D. 多疑

E. 以上都对

答案 E

167. 老年痴呆的后期主要表现为

A. 生活不能自理

B. 幻觉

C. 妄想

D. 远记忆障碍

E. 智能全面减退

答案 A

168. 老年痴呆病程为

A. 发作缓解型

B. 进行性发展加重

C. 只发一次

D. 发作进展型

E. 缓慢发展、逐渐好转

答案 B

169. 老年病人远记忆受损，智能活动全面减退，难于胜任简单家务劳动，不能正确回答自己和亲人的名字和年龄，饮食不知饥饱，外出找不到家门，举动幼稚，不知羞耻，最可能为

A. 老年痴呆早期

B. 老年痴呆中期

C. 老年痴呆晚期

D. 老年抑郁症

E. 正常老年衰竭

答案 B

170. **老年痴呆与抑郁症的鉴别为**

A. 起病有无界限

B. 病前智能和人格

C. 有无抑郁情绪

D. 抗抑郁药疗效

E. 以上都对

答案 E

171. **造成多发性梗塞性痴呆的常见原因为**

A. 颅内硬化动脉的血栓形成

B. 颅内动脉破裂出血

C. 颅外动脉的栓子

D. 颅外肿瘤转移栓子

E. 颅内肿瘤所致

答案 C

172. **老年痴呆与多发梗塞性痴呆的主要鉴定别是**

A. 发病年龄

B. 记忆障碍

C. 情绪不稳

D. 病程呈波动性

E. 幻觉妄想

答案 D

173. **麻痹性痴呆有诊断意义的体征为**

A. 癫痫大发作

B. 共济失调

C. 腱反射亢进

D. 粗大震颤

E 阿－罗氏瞳孔

答案 E

174. 癫痫伴发精神障碍的表现形式多样，可以发生在

A. 癫痫发作前

B. 癫痫发作时

C. 癫痫发作后

D. 癫痫起病多年后

E. 以上都对

答案 E

175. 一患者脑外伤后出现人格改变，最可能累及的大脑部位为

A. 枕叶

B. 颞叶

C. 额叶

D. 顶叶

E. 小脑

答案 C

176. 老年前期痴呆有代表性的疾病为

A. Wilson 氏病

B. Alzheimer 氏病

C. Parkinson 氏综合征

D. 肺脑综合征

E. 动脉硬化性精神病

答案 B

第五章　躯体疾病所致精神障碍

1. 垂体前叶功能减退伴发的精神障碍，治疗时禁用

A. 氯丙嗪

B. 奋乃静

C. 地西泮

D. 肾上腺皮质激素

E. 甲状腺素

答案 A

2. 甲状腺功能减退伴发的精神障碍，禁用何种药物

A. 氯丙嗪

B. 奋乃静

C. 地西泮

D. 氟哌啶醇

E. 舒必利

答案 A

3. 心脏病伴发的精神障碍，最多见的表现为

A. 幻觉

B. 妄想

C. 抑郁发作

D. 焦虑情绪

E. 行为迟缓

答案 D

4. 严重的一氧化碳中毒可以出现假愈期，假愈期最长可达

A. 10 周

B. 4 周

C. 6 周

D. 1 周

E. 12 周

答案 E

5. 肾上腺皮质激素引起的精神障碍，常发生于用药后

A. 数分钟

B. 数小时

C. 数天到一周

D. 数天或 2 个月内

E. 半年以上

答案 D

6. 肾上腺皮质激素所致的精神障碍与哪种因素无关

A. 用药剂量与持续的时间

B. 病前性格

C. 个体的机能状况

D. 以上都是

E. 以上都不是

答案 A

7. 某女性病人，分娩时大出血，产后体弱，表现乏力，消瘦，乳房萎缩，全身毛发脱落。一年后出现疑人害，吵闹，不认识自己的亲人，外出不知归家。此病人最可能的诊断是

A. 红斑狼疮所致的精神障碍

B. 多发性硬化

C. 白塞病所致精神障碍

D. 席汉病所致精神障碍

E. 阿狄森病所致精神障碍

答案 D

8. 男性患者，36 岁。入院诊断乙肝后肝硬化。患者住院期间表现反常，如刷过牙又找牙刷，说要去刷牙，东西放置比平时凌乱。情绪不稳，有时显得很高兴，有时又流泪。检查时发现患者一般对答尚切题，对刷牙一事，不好意思地说“忘了”。这时你的

判断和首先需要做的是

A. 在病历上记录患者家属反映的情况和你的检查结果，继续观察

B. 安慰家属，告诉她病人反应正常，不必过分担心

C. 向护士或同病室的病友了解情况

D. 注意检查患者的认知功能，提防肝性脑病的发生

E. 复查肝功能

答案 D

9. **糖尿病伴发的精神障碍治疗时下列哪种药物需要慎用或禁用**

A. 氯丙嗪

B. 氟哌啶醇

C. 地西泮

D. 阿普唑伦

E. 多塞平

答案 A

10. **躯体感染性疾病所致精神障碍以下哪条不对**

A. 起病较急，病程发展常起伏不定

B. 精神症状通常与感染性躯体疾病消长平行

C. 大多预后不良

D. 及时发现原发感染性疾病是正确诊断的关键

E. 处理上最重要的是治疗原发疾病

答案 C

11. **躯体疾病所致的精神障碍的处理原则以下哪项不对**

A. 首先必须治疗引起精神障碍的原发躯体疾病

B. 支持疗法包括维持水电解质平衡、充足的营养供应等

C. 护理包括安静、安全的环境和防止意外发生等

D. 对精神症状的控制应遵从大剂量、足疗程的原则

E. 要考虑治疗药物对病人的副作用

答案 D

12. 以下有关人类免疫缺陷病毒（HIV）感染伴发精神障碍哪项不对

A. 人类免疫缺陷病毒感染是一种慢性传染病

B. HIV 直接侵犯中枢神经系统，而导致一系列的神经病理学改变

C. 精神症状可表现为认知功能障碍、谵妄、精神病性症状和情感障碍

D. 约 10% ~20% 的艾滋病患者可伴发痴呆

E. 如能及时治疗，多数病人可以痊愈

答案 E

13. 有关类分湿性关节炎以下哪条不对

A. 类风湿性关节炎是一种慢性、进行性、炎症性、系统性疾病

B. 最常引起的精神症状为焦虑、抑郁和对治疗的不合作等

C. 治疗类风湿性关节炎的药物如非甾体类抗炎药（NSAIDs）可导致精神症状

D. 使用精神药物时，应避免锥体外系副作用大的药物

E. 对已服用 NSAIDs 的患者，若需情感稳定剂，应首选锂盐

答案 E

14. 透析治疗一般不出现以下哪种情况

A. 平衡失调综合征

B. 透析性脑病

C. 情感障碍

D. 由于维生素 B_1 缺乏可致 Wernicke 脑病

E. 持续性的幻觉、妄想综合征

答案 E

15. Wilson 病主要的病理生理变化是

A. 血清铜蓝蛋白减少

B. 铜从肾脏排出障碍

C. 铜沉积在豆状核

D. 肝硬化

答案 A

16. 角膜 K-F 环见于哪种疾病

A. Pick 病

B. Wilson 病

C. Parkinson's 病

D. Huntington 病

答案 B

17. Huntington 病与 AD 临床鉴别在与前者

A. 记忆力减退更明显

B. 语言能力更差

C. 无失用、失认等皮质高级功能障碍

D. 早期表现迟钝、懒散、被动

答案 C

18. 尾状核严重萎缩见于

A. AD

B. PDD

C. HD

D. DLB

答案 C

19. 帕金森病的三大主征是

A. 运动症状、精神症状、植物神经症状

B. 震颤、运动缓慢、肌强直

C. 静止性震颤、慌张步态、面具脸

D. 静止性震颤、姿势异常、肌强直

答案 B

20. 自动症与不协调性精神运动性兴奋鉴别点是

A. 有感知觉障碍

B. 有思维障碍

C. 有行为紊乱

D. 遗忘

答案 D

21. 有关躯体感染所致精神障碍的描述，不确切的是

A. 可能出现意识障碍

B. 可能出现幻觉症

C. 可能出现虚弱状态

D. 不会出现人格改变

答案 D

22. HIV 感染所致精神障碍的叙述，不确切的是

A. HIV 是一种逆转录 RNA 病毒

B. HIV 的感染对大脑各部的影响不尽相同，它对皮质下结构的影响不明显，而对小脑和中额叶皮质影响明显

C. HIV 病毒不能直接感染大脑神经元

D. HIV 病毒通过感染巨噬细胞和小神经胶质细胞释放神经毒素、自由基和其他过量的炎症物质千百万神经元的损伤

答案 B

23. 关于 HIV 伴随的痴呆，不确切的是

A. 可表现为轻微认知－运动损害

B. 在艾滋病终末期表现为艾滋病痴呆复合征

C. 最初以注意力不集中、记忆困难为主要表现

D. 不会出现运动功能的损害

答案 D

24. 关于躯体疾病所致精神障碍的发病机制，不确切的叙述是

A. 生物－心理－社会因素对发病有影响

B. 躯体疾病所致精神障碍所出现的精神症状取决于原发躯体疾病的种类

C. 精神障碍可能是躯体疾病产生的心理反应

D. 精神障碍可能是由躯体疾病产生的生物因素直接造成

答案 B

25. 关于躯体疾病所致精神障碍的共同特点，不确切的叙述是

A. 不同的病因可以引起相似的精神障碍

B. 相同的病因可以引起不同的精神障碍

C. 精神障碍的严重程度与原发疾病的严重程度常呈平行关系

D. 病程和预后取决于抗精神病药的运用是否规则、足疗程

答案 D

26. 关于“心律失常所致精神障碍”，错误的描述是

A. 治疗上应“病因和对症治疗并重”

B. 几乎所有的心脏疾病都可能引起心律失常

C. 其临床表现主要有抑郁、兴奋焦虑，或脑衰弱综合征、意识改变等

D. 因着重于病因治疗，精神障碍无须特殊处理

答案 A

27. 肺性脑病所致的精神障碍，临床上多见的是

A. 焦虑状态

B. 躁狂状态

C. 幻觉妄想状态

D. 意识障碍

答案 D

28. 对心律失常引起的精神障碍，正确的处理方法是

A. 只治疗原发病

B. 先对症治疗精神症状

C. 首选治疗原发病，待心律恢复正常后如仍有精神症状，再对精神症状治疗

D. 只需用抗心律失常药物使心律恢复正常

答案 C

29. 肝性脑病患者脑电图检查时，会出现

A. 棘波

B. 尖波

C. 棘慢波

D. 三相波

答案 D

30. 甲状腺功能亢进所致的精神障碍多见于女性，临床上男女之比约为

A. 1∶20

D. 1∶2

B. 1∶10～15

C. 1∶4～6

答案 D

31. 对甲状腺功能亢进所致精神障碍，最主要的是

A. 小剂量抗精神病药

B. 抗甲状腺素药物治疗

C. 抗焦虑或抗抑郁药

D. 心理治疗

答案 B

32. 又被称为“手足搐搦性精神病”的是

A. 甲亢所致精神障碍

B. 甲减所致精神障碍

C. 甲旁亢所致精神障碍

D. 甲旁减所致精神障碍

答案 D

33. 关于“脑垂体前叶功能亢进所致精神障碍”描述错误的是

A. 发病年龄以20～40岁多见

B. 女性多于男性

C. 精神症状多样、非特异性

D. 精神障碍可对症治疗

答案 B

34. 糖尿病所致的精神障碍，下面哪种情况多见

A. 情绪障碍和神经衰弱

B. 意识障碍

C. 幻觉状态

D. 妄想状态

答案 A

35. 糖尿病所致的精神障碍，需慎用

A. 抗抑郁药

B. 抗焦虑药

C. 酚噻嗪类药物

D. 抗癫痫药

答案 C

36. 血紫质病所致的精神障碍，禁用

A. 抗焦虑药

B. 抗精神病药

C. 激素治疗

D. 巴比妥类及磺胺类药物

答案 D

37. 当病人尿液中查出紫胆原增加时，可确诊为

A. 血卟啉病

B. 糙皮病

C. 系统性红斑狼疮

D. 硬皮病

答案 A

38. 常常伴有异食症的疾病是

A. 再生障碍性贫血

B. 缺铁性贫血

C. 溶血性贫血

D. 巨幼细胞性贫血

答案 B

39. 崔某，男，43岁，近20年来每年发作一次鬼神附体，以大仙口气说话，要求父亲烧香拜佛，持续数小时后痊愈，一个半月前开始疲乏无力，不认家人，好忘事，小便尿在裤内，右侧轻

偏瘫，右手拿不住东西，好跟别人说话。既往史：23 岁时有冶游史。神经系统检查：两侧瞳孔不等大，右瞳孔边缘不整齐，左侧椭圆形，右侧瞳孔光反射消失。最有效治疗

A. 脑手术

B. 氯丙嗪

C. 大脑代谢剂

D. 心理治疗

E. 梅毒治疗

答案 E

40. 女性，13 岁，满月脸、多血质外貌、向心性肥胖，皮肤紫纹、痤疮、高血压、情绪不稳定、烦躁、易激惹、幻觉状态、四肢肌肉无力、震颤，该病的诊断最可能是

A. 精神分裂症

B. 神经症

C. 肾上腺皮质功能减退所致精神障碍

D. 肾上腺皮质功能亢进所致精神障碍

E. 甲状腺功能亢进所致精神障碍

答案 D

41. 男性，22 岁，半年前起病，表现：有时头痛头昏，部位不定，未予处理。话多，要办一个一千人的工厂，要当经理，周游全世界，有好几个女朋友，情绪高涨。诊断躁狂症，经碳酸锂，氯丙嗪治疗后症状消失。神经系统检查无异常，2 个月后意识清楚，情感淡漠，话少动作缓慢，不洗澡，不换衣服，记忆力好，无自杀观念，阵发性剧烈头痛，用头撞墙，每次半小时左右，曾癫痫大发作一次，喷射性呕吐一次。神经系检查，眼底视乳头水肿，右侧肢体肌张力增高，巴氏征阳性，脑电图中度异常，大量病理高波幅 θ 波，左侧较多，脑超声波中线向右移 0.3cm. 最有意义治疗措施是

A. 抗躁狂治疗

B. 抗抑郁治疗

C. 抗癫痫治疗

D. 手术治疗

E. 抗精神病治疗

答案 D

42. 女性，42 岁，十年来，畏寒、少汗、乏力、纳差、嗓音粗、月经不调、便秘、少言、少动、表情淡漠，近来出现面色苍白蜡黄，眼睑、颊部虚肿、呆钝、愚蠢，一过性幻视，该病人最可能的诊断是

A. 甲状腺功能低下所致精神障碍

B. 甲状腺功能亢进所致精神障碍

C. 肾上腺皮质功能减退所致精神障碍

D. 肾上腺皮质功能亢进所致精神障碍

E. 精神分裂症

答案 A

43. 女性，54 岁，优秀话务员，近几年怀疑丈夫有外遇，看电视时激动，控制不住，外出走失一周找不到自己家，住在露天，公安人员收留送回家，吃饭用手抓着吃，记忆力下降，行为幼稚。既往高血压 7 年，脑梗死后 10 个月，神经系检查：BP225/110mmHg，说话口齿不清，右侧下肢轻偏瘫症状，肌张力增高，巴氏征（+）。精神检查：意识清晰，智力减退，个人生活不能自理，有二便失禁。本病例诊断考虑

A. 老年性痴呆

B. 脑血管性痴呆

C. 脑肿瘤所致精神障碍

D. 脑炎所致精神障碍

E. 精神发育迟滞

答案 B

44. 高某，女，40 岁，半月前患“感冒”，头痛，恶心，呕吐两次，发热，当时按“感冒”治疗。此后逐渐出现精神萎靡，疲乏无力，表情淡漠，卧床不起，不食，不语，问话不答，时而独

自发笑。既往健康。躯体检查：体温 38.5℃，脉搏 100 次/分，呼吸 20 次/分，血压 120/70mmHg，急性重症面容，体表消瘦，轻度脱水。神经系检查：嗜睡状态，右下肢肌张力增高，腱反射亢进，有踝阵挛。精神检查：两眼呆滞，缄默不语，表情淡漠，蜡样屈曲，处于木僵状态。脑电图呈广泛中度异常。下列哪项检查最有意义

A. CSF

B. CT

C. 血常规，心电图

D. 头颅平片

E. MRI

答案 A

45. 处理心脏病伴发精神障碍时首选药物是

A. 奋乃静

B. 氟哌啶醇

C. 安定

D. 阿米替林

E. 多虑平

答案 C

46. 肝脑综合征发作型的特征为

A. 脑电图呈三相高幅慢波

B. 严重意识障碍

C. 性格改变

D. 兴奋躁动

E. 肝性昏迷

答案 A

47. 甲状腺功能减退伴有幻觉妄想者可用小剂量精神病药物，但禁用下列何种药物

A. 奋乃静

B. 氯丙嗪

C. 氟哌啶醇
D. 安定
E. 舒必利

答案 B

48. 垂体前叶功能减退常伴精神障碍，治疗时禁用
A. 奋乃静
B. 氯丙嗪
C. 安定
D. 甲状腺素
E. 肾上腺皮质激素

答案 B

49. 严重一氧化碳中毒者在出现精神障碍前可有假愈期，假愈期最长可达
A. 10 周
B. 4 周
C. 6 周
D. 8 周
E. 12 周

答案 E

50. 有机磷中毒伴发的精神障碍为
A. 类神经衰弱综合征
B. 癔症样症状
C. 抑郁
D. 幻觉妄想
E. 心上都对

答案 E

51. 治疗抗胆碱能药物所致精神障碍时，下列何种药物不应使用
A. 毛果芸
B. 新斯的明
C. 氯丙嗪

D. 安定

E. 毒扁豆碱

答案 C

52. 下面何种药物不易通过血脑屏障

A. 毒扁豆碱

B. 氯丙嗪

C. 新期的明

D. 安定

E. 阿米替林

答案 C

53. 肾上腺皮质激素所致精神障碍，常发生于用药后

A. 数分钟

B. 数小时

C. 数天后 1 周

D. 数天或 2 个月内

E. 数天或 2 周内

答案 D

54. 肾上腺皮质激所致精神障碍与哪种因素无关

A. 用药剂量和持续时间

B. 病前性格

C. 个体机能状态

D. 以上都对

E. 以上都不对

答案 A

55. 躯体疾病伴发精神障碍时使用抗精神病药目的是

A. 病因治疗

B. 对症治疗

C. 促进神经功能恢复

D. 支持治疗

E. 辅助治疗

答案 B

第六章　精神活性物质与其他物质所致精神障碍

1. **我国的毒品不包括**

A. 阿片类

B. 可卡因

C. 大麻

D. 兴奋剂

E. 酒精

答案 E

2. **下列不属于阿片类物质的是**

A. 海洛因

B. 吗啡

C. 苯丙胺

D. 美沙酮

E. 丁丙诺啡

答案 C

3. **吗啡和海洛因等短效药物的戒断反应的极期常出现于停药后**

A. 8～12 小时

B. 48～72 小时

C. 4～7 天

D. 8～10 天

E. 12～24 小时

答案 B

4. **酒精在体内的主要代谢部位是**

A. 肝脏

B. 肾脏

C. 脾脏
D. 胃肠道
E. 呼吸道

答案 A

5. 有关酒精的代谢吸收，下面错误的是
A. 主要在小肠上部吸收
B. 主要代谢场所在肝脏
C. 最终代谢产物是乙醛
D. 代谢中需要一些酶及辅酶参加
E. 参与酒精代谢的是乙醛脱氢酶系统和微粒体乙醇氧化系统

答案 C

6. 长期大量饮酒者如突然断酒，震颤谵妄常出现在断酒
A. 48 小时后
B. 24 小时后
C. 12 小时后
D. 72 小时后
E. 8 小时后

答案 C

7. 在临床上常用来缓解酒精依赖戒断症状的是
A. 苯二氮卓类
B. 小剂量抗精神病药物
C. 大剂量维生素
D. 能量合剂
E. 新型抗抑郁药

答案 A

8. 单纯酒精戒断症状的处理正确的是
A. 一般不需要处理，或使用苯二氮卓类药物
B. 常规使用抗精神病药物预防精神症状
C. 一般不需要补充维生素类药物
D. 常规使用抗癫痫药物以预防癫痫发生

E. 应长期使用苯二氮卓类药物以防戒断症状反跳

答案 A

9. 下列不符合酒精性震颤谵妄的是

A. 在戒酒后发生

B. 有意识障碍

C. 有大量的感知异常

D. 全身肌肉有粗大的震颤

E. 症状多迁延，可持续数月

答案 A

10. 酒精戒断反应哪项论述不正确

A. 一般在停饮后 48 小时左右出现震颤谵妄

B. 多在停饮后 12 ~48 小时出现癫痫发作

C. 单纯戒断反应可有短暂的幻觉、妄想

D. 复杂的戒断反应包括癫痫、震颤谵妄、幻觉症、人格改变等

E. 戒断性幻觉的特点与精神分裂症的幻觉性质不同

答案 D

11. 关于精神活性物质滥用的认知行为治疗，哪条不是其主要目的

A. 改变导致适应不良行为的认知方式

B. 改变导致吸毒的行为方式

C. 帮助病人应付急性或慢性渴求

D. 促进病人社会技能、强化不吸毒行为

E. 缩短其急性脱毒期的时间

答案 E

12. 下列不属于苯丙胺类兴奋剂的是

A. 安非他明

B. 冰毒

C. MDMA

D. 匹莫林

E. 海洛因

答案 E

13. 根据世界卫生组织统计，世界上每年死于与烟草有关疾病的人数是

A. 400 万

B. 40 万

C. 4000 万

D. 200 万

E. 1000 万

答案 A

14. 大麻中所含精神活性物质最主要成分是

A. Δ9 四氢大麻酚

B. 咖啡因

C. 海洛因

D. MDMA

E. 多巴胺

答案 A

15. 男，55 岁，有长期饮酒史，近期出现情绪低沉，想死，由家属送来急诊，当时呼吸有明显酒味。对这样有自杀意图的酒依赖者，最合适的处理是

A. 耐心说服，劝其不要自杀

B. 立即住院治疗

C. 每日一次心理治疗

D. 每日一次群体心理治疗

E. 使用大剂量镇静剂

答案 B

16. 以下哪一项不是酒依赖的特征

A. 强烈的饮酒欲望

B. 耐受性增加

C. 难以控制自己的饮酒行为

D. 无戒断症状

E. 明知饮酒会导致各种不良后果，仍坚持饮用

答案 D

17. 在终止饮酒 2 天后，患者出现激越症状，凭空听到其他病人称他是同性恋，而意识清晰，定向力完整。患者出现的症状为

A. 精神分裂症

B. 震颤谵妄

C. 酒精性幻觉症

D. 药物中毒

E. 焦虑障碍

答案 C

18. 若患者出现严重的近记忆力障碍，遗忘、错构、虚构和定向力障碍，此为

A. Wernick 脑病

B. 柯萨柯夫综合征

C. 精神发育迟滞

D. 老年性痴呆

E. Ganser 氏综合征

答案 B

19. 怎样才能准确而又方便地识别一个人是否有阿片类物质依赖

A. 询问用药史

B. 威胁要送派出所

C. 由公安审问

D. 予以吗啡注射，看是否出现欣快感

E. 尿毒品检测

答案 E

20. 关于镇静催眠药错误的是

A. 大致可分为巴比妥类和非巴比妥类

B. 巴比妥类由于影响快动眼睡眠，停药后噩梦增加

C. 巴比妥类对中枢神经系统的抑制作用为：抗焦虑→镇静→催眠→麻醉→昏迷→死亡

D. 镇静催眠药一般不产生耐受性

E. 巴比妥类和苯二氮卓类药物还有明显的抗癫痫作用

答案 D

21. 阿片类物质不包括以下哪类

A. 天然的阿片类物质

B. 半合成的阿片类物质

C. 全合成的阿片类物质

D. 脑啡肽、内啡肽

E. 可卡因

答案 E

22. 下列物质均为毒品，除外

A. 海洛因

B. 大麻

C. 可卡因

D. 咖啡因

E. 鸦片

答案 D

23. 有关酒精性柯萨柯夫综合征，错误的是

A. 多在一次或多次震颤谵妄后发生

B. 临床以近记忆障碍为主要表现

C. 在长期大量饮酒及营养缺乏的基础上起病

D. 有明显的意识障碍

E. 有明显的认知功能损害

答案 D

24. 属于 WHO 专家推荐的镇痛三阶梯方法中第一阶药物的是

A. 可待因

B. 强痛定

C. 阿司匹林

D. 曲马多

E. 吗啡

答案 C

25. 酒精性震颤谵妄为

A. 一次大量饮酒出现的精神障碍

B. 长期饮酒后出现的幻觉妄想状态

C. 慢性酒精中毒突然停饮后出现的急性精神障碍

D. 慢性酒精中毒后出现的 Korsakoff 综合征

E. 慢性酒精中毒后出现的 Wernick 脑病

答案 C

26. 关于饮酒问题，错误的是

A. 一次性大量饮酒会引起急性酒精中毒

B. 饮酒的时间和量达到一定程度，饮酒者无法控制自己的饮酒行为，出现躯体耐受和

戒断症状，称之为酒精依赖

C. 除了完全禁酒者外，任何程度的饮酒者都可看成是酒依赖的后备力量

D. 饮啤酒不会造成酒精依赖

答案 D

27. 酒精代谢错误的是

A. 主要在肾脏代谢

B. 乙醇脱氢酶（ADH）将乙醇转换为乙醛

C. 乙醛脱氢酶（ALDH）将乙醛转换为乙酸

D. 脸红反应与乙醛脱氢酶（ALDH）的失活变异致血液和组织中乙醛蓄积有关

答案 A

28. 酒精依赖是指

A. 饮酒所致的对酒精渴求的心理状态

B. 每天饮酒就一定是酒精依赖

C. 只饮红酒不是酒精依赖

D. 饮酒未造成身体损害不是酒精依赖

答案 A

29. 胎儿酒精综合征

A. 酗酒的母亲所生的具有特殊症状群的孩子

B. 母亲妊娠早期大量饮酒造成

C. 精神发育迟滞的三大原因之一

D. 母亲不是酒精依赖的妇女，则不会造成

答案 D

30. 长期酒精依赖者出现“饮酒－醉酒－入睡－清醒－饮酒－醉酒－入睡－”反复这样的饮酒周期，称为

A. 连续饮酒

B. “山型”饮酒

C. 间断饮酒

D 间断醉酒

答案 B

31. 关于急性酒精中毒错误的是

A. 分为普通醉酒和异常醉酒

B. 异常醉酒包括复杂性醉酒和病理性醉酒

C. 病理性醉酒常见朦胧型和谵妄型

D. 病理性醉酒者定向力完整

答案 D

32. 病理学醉酒的特点不包括

A. 患者血中乙醇浓度多低于40mg/ml

B. 一旦发生同时定向力消失

C. 行为有动机，有目的性地指向周围的人和事

D. 是酒精作用于异常个体的结果

答案 C

33. 国内发现饮酒成瘾者主要与下列哪种物质合用

A. 海洛因

B. 镇静催眠药

C. K粉

D. 摇头丸

答案 B

34. 酒精相关的惊厥发作正确的是

A. 严重酒依赖患者在急剧中断饮酒后或大量饮酒等情况下出现痉挛大发作，也称酒精性癫痫

B. 是由于断酒后酒精浓度变化引起血清镁，钾离子浓度升高造成的

C. 症状控制后亦需要长期服用抗癫痫药预防发作

D. 因光诱发肌痉挛阈值升高，导致痉挛发作，脑电图在光诱发下表现为高幅锐波及棘波

答案 A

35. 震颤谵妄错误的是

A. 是一种在酒精依赖基础上急性发作性精神障碍

B. 躯体健康差，既往有惊厥发作史者易出现

C. 病程一般不超过 15 天，如未经治疗，病死率高达 35%

D. 是急性酒精中毒造成的

答案 D

36. 震颤谵妄的特点正确的是

A. 多发生在持续大量饮酒 10～15 年以上，年龄 30～40 岁以上就依赖者断酒后 1～4 天

B. 幻觉只有幻视

C. 症状在光线明亮时加重

D. 伴有自主神经症状如瞳孔缩小、血压下降、脉搏减慢等

答案 A

37. 关于耐受性正确的是

A. 依赖者通常对酒精的耐受性迅速增加，几天即达耐受性高峰

B. 究竟耐受性像吗啡一样急剧上升

C. 耐受性只会上升不会下降

D. 究竟耐受性一般在青壮年达到高水平，尔后会下降

答案 D

38. 在饮酒中断后数小时发生，是一过性听幻觉体验，持续时间不超过数分钟，可有“枪发射声”，“敲门声”，是

A. 原始性幻觉型

B. 急性幻觉型

C. 慢性幻觉型

D. 症状性幻觉型

答案 A

39. 在饮酒减少或中断后，多先有不眠、出汗、震颤等戒断症状而出现幻觉，持续数周而消失，是

A. 原始性幻觉型

B. 急性幻觉型

C. 慢性幻觉型

D. 症状性幻觉型

答案 B

40. 多发生于震颤瞻望只会，幻听持续 3 个月以上，症状初期尽管有精神分裂症的一级症状，但缓解后不残留精神分裂症的情感淡漠，病前亦无分裂样人格。但多留下记忆力减退，计算力下降，不能恢复病前的社会及职业功能，是

A. 原始性幻觉

B. 急性幻觉型

C. 慢性幻觉型

D. 症状性幻觉型

答案 C

41. 发生于具有精神分裂症样人格的慢性酒精中毒患者，这类患者的常有命令性幻听和被控制体验，在大量饮酒后幻听变化不明显，多在断酒一月余症状明显，有精神分裂症的人格改变，与精神分裂症难以鉴别，是

A. 原始性幻觉型

B. 急性幻觉型

C. 慢性幻觉型

D. 症状性幻觉型

答案 D

42. 酒精所致的幻觉症不包括

A. 大多数病人在酒依赖状态下

B. 醉酒状态下由于意识状态改变所产生的幻觉、错觉、妄想

C. 酒依赖者在意识清晰下出现

D. 包围性幻听多在夜晚出现

答案 D

43. 酒精所致的嫉妒妄想

A. 是指酒依赖者出现坚信配偶对己不贞的信念

B. 是酒精所致精神障碍中不常见的类型

C. 多见于女性

D. 即使停酒，亦不会消失症状

答案 A

44. 使用大剂量的哪种药物可使 Wernicke 脑病发生减少

A. 地西泮

B. 维生素 B 族

C. 维生素 C 族

D. 脑复康

答案 B

45. 精神活性物质

A. 是指能够影响人类心境，情绪，行为，改变意识状态并有致依赖作用的一类化学物质

B. 等同于毒品

C. 包括成瘾物质或药物（drug）

D. 毒品包括精神活性物质

答案 A

46. 关于依赖

A. 强制性觅药行为是因为意志薄弱道德败坏

B. 躯体依赖表现为渴求状态

C. 心理依赖表现为耐受性增加和戒断反应

D. 包括躯体依赖和心理依赖

答案 D

47. 戒断状态是指

A. 长期用药后突然停药引起的适应性的反跳

B. 症状以及严重程度与所用物质及剂量无关

C. 心理依赖表现为耐受性增加和戒断反应

D. 包括躯体依赖和心理依赖

答案 A

48. 根据成瘾物质的药理特性分类，不属于麻醉性镇痛药的是

A. 吗啡

B. 可待因

C. 杜冷丁

D. 美沙酮

E. 可卡因（中枢神经系统兴奋剂）

答案 E

49. 根据药理特性分类，属于中枢神经系统兴奋剂的是

A. 芬太尼

B. 酒精

C. 大麻

D. 冰毒

E. 烟草

答案 D

50. 根据药理特性分类，不属于中枢抑制剂的是

A. 巴比妥

B. 阿普唑仑

C. 水合氯醛

D. 海洛因

E. 酒精

答案 D

51. 精神活性物质依赖的神经通路包括中脑腹侧被盖区向伏隔核，前额叶皮质和纹状体的（　）能神经投射

A. 多巴胺

B. 肾上腺素

C. 谷氨酸

D. 去甲肾上腺素

答案 A

52. 精神活性物质依赖的神经通路包括从额叶皮质，杏仁核和海马向伏隔核的（　）神经投射

A. 多巴胺

B. 肾上腺素

C. 谷氨酸（GABA）

D. 去甲肾上腺素

答案 C

53. 下列阿片类药物属于半合成衍生物的是

A. 吗啡

B. 可待因

C. 二苯丙胺

D. 海洛因

E. 杜冷丁

答案 D

54. 美沙酮的半衰期为

A. 2 ~4 小时

B. 22 ~56 小时

C. 2 ~6 小时

D. 24 ~72 小时

E. 5 ~6 小时

答案 B

55. 阿片类药物急性过量中毒时，应给予哪种药物治疗

A. 美沙酮

B. 丁丙诺啡

C. 可乐定

D. 纳洛酮

E. 地西泮

答案 D

56. 纳洛酮用于治疗阿片类药物急性过量中毒时首次剂量一般为多少毫克

A. 4~8

B. 0.4~0.8

C. 1~2

D. 0.1~0.2

答案 B

57. 急性戒断症状一般在停止使用海洛因后多长时间出现

A. 6~8 小时

B. 24~72 小时

C. 5~7 天

D. 3 天

答案 A

58. 急性戒断症状一般在停止使用海洛因后多长时间大部分症状基本消失

A. 6~8 小时

B. 24~72 小时

C. 5~7 天（一周）

D. 10~14 天

答案 C

59. ATS（安非他明样物质）服用者出现急性精神障碍，幻觉妄想时，首选哪种药物治疗

A. 地西泮

B. 氟哌啶醇

C. 心理治疗

D. 抗抑郁药

答案 B

60. 氯胺酮致“分离性麻醉”是指下面哪种状态

A. 意识清醒痛觉消失

B. 意识模糊痛觉消失

C. 意识丧失痛觉消失

D. 意识丧失痛觉存在

答案 B

61. 大麻中主要精神活性成分是

A. 大麻脂

B. 大麻油

C. 四重大麻酚

D. 大麻花

答案 C

62. 铅进入人体途径主要是

A. 呼吸道

B. 消化道

C. 皮肤

D. 血液

答案 A

63. 有机磷农药中毒解毒治疗应用

A. 胆碱酯酶抑制剂

B. 胆碱酯酶复活剂

C. 胆碱酯酶拮抗剂

D. 胆碱酯酶激动剂

答案 B

64. 慢性酒中毒治疗多采用以下哪种方法

A. 戒酒

B. 综合性疗法
C. 对症治疗
D. 心理治疗
E. 暗示治疗

答案 B

65. 慢性酒中毒不包括以下哪种类型

A. 依赖综合征
B. 病理性醉酒
C. 酒中毒性幻觉症
D. 酒中毒性妄想症
E. 酒中毒性痴呆

答案 B

66. 一般慢性酒精中毒的形成常有多年饮酒史，通常为

A. 5 年以上
B. 10 年以上
C. 15 年以上
D. 20 年以上
E. 25 年以上

答案 B

67. 酒精中毒指饮酒后所致的

A. 精神障碍
B. 躯体障碍
C. 精神和躯体障碍
D. 戒断症状
E. 意识障碍

答案 C

68. 震颤谵妄为

A. 慢性酒精中毒突然停饮后出现的急性精神障碍
B. 慢性酒精中毒的记忆障碍
C. 慢性酒精中毒突然停饮后缓慢出现的精神障碍

D. 慢性酒精中毒性行为障碍

E. 慢性酒精中毒的情感障碍

答案 A

69. Korsakov 综合征病变主要累及

A. 松果体

B. 脑垂体

C. 乳头体

D. 胼胝体

E. 纹状体

答案 C

70. 关于药物依赖或称药物成瘾，指长期反复服用某种药物后，个体对药物产生

A. 精神上依赖

B. 躯体上依赖

C. 药物耐受性增加

D. 精神和躯体上的依赖

E. A + B + C

答案 D

71. 下列不易引起成瘾的药物是

A. 水合氯醛

B. 杜冷丁

C. 安眠酮

D. 氯丙嗪

E. 吗啡

答案 D

第七章　精神分裂症及其他精神病性障碍

1. **下列关于精神分裂症的描述不正确的是**

A. 多起病于青壮年常缓慢起病且病程迁延

B. 人群终生患病率约为1

C. 遗传方式多为基因遗传

D. 双生子研究发现单卵双生的同病率是二卵双生的2~3倍

E. 5-HT假说DA假说氨基酸类神经递质假说是精神分裂症的主要神经生化假说

答案D

2. **下列选项不能作为精神分裂症的内表型指标的是**

A. 发病年龄段

B. 诊断亚型

C. 工作记忆障碍

D. 前脉冲抑制损害

E. 眼动异常

答案A

3. **在精神分裂症病因学研究中目前认为最重要的因素是**

A. 社会心理因素

B. 遗传因素

C. 脑发育异常

D. 养育方式

E. 神经生化异常

答案B

4. **典型与非典型抗精神病药物的比较以下描述错误的是**

A. 典型抗精神病药物受体作用以D2为主

B. 非典型精神病药物的作用靶症状教广

C. 对认知症状的改善两种药物的效果相当

D. 典型抗精神病药物 EPS 反应明显

E. 典型抗精神病药物对阴性治疗的疗效不佳

答案 C

5. 以下观点不正确的是

A. 对于首发精神分裂症患者维持治疗期不应短于 1 年

B. 第 2 代抗精神病药物宜作为治疗精神分裂症的一线药物

C. 心理社会干预是治疗精神分裂症重要的康复手段

D. 氯氮平是目前公认的治疗难治性精神分裂症最有效的药物

E. 精神分裂症的认知功能损害最终会决定患者的预后和结局好坏

答案 E

6. 对于接受抗精神病药治疗的精神分裂症患者以下合并用药方式不恰当的是

A. 存在持续抑郁情绪时可以合并抗抑郁药

B. 存在持续焦虑时可以合并苯二氮卓类抗焦虑药

C. 存在持续的敌意攻击行为时可以合并锂盐

D. 对于接受典型抗精神病药治疗的患者可以合并抗胆碱能药物以预防 EPS 发生

E. 对于难治性精神分裂症患者可以合并使用两种作用机制不同的抗精神病药

答案 D

7. 以下有关精神分裂症的定义哪项不正确

A. 一组病因未明的精神疾病

B. 具有思维、情感、行为等多方面的障碍

C. 慢性病人可有意识障碍

D. 多起病于青壮年、常缓慢起病且病程迁延

E. 一般智能无明显损害

答案 C

8. 精神分裂症最多见的幻觉是

A. 视幻觉

B. 听幻觉

C. 触幻觉

D. 嗅幻觉

E. 本体幻觉

答案 B

9. 精神分裂症的遗传方式最可能的是

A. 单基因遗传

B. 双基因遗传

C. 多基因遗传

D. 常染色体显性遗传

E. 常染色体隐性遗传

答案 C

10. 在意识清晰的基础上，下列何种症状对精神分裂症最有诊断意义

A. 被害妄想

B. 嫉妒妄想

C. 牵连观念

D. 思维散漫

E. 夸大妄想

答案 D

11. 精神分裂症的情感障碍主要表现为

A. 情绪低落

B. 情绪不稳

C. 情绪高涨

D. 情感不协调

E. 欣快

答案 D

12. 听幻觉最常见于

A. 躁狂症

B. 抑郁症

C. 精神分裂症

D. 癔症

E. 强迫症

答案 C

13. 下列何种症状不属于精神分裂症的阳性症状

A. 思维破裂

B. 被控制体验

C. 幻觉

D. 怪异行为

E. 注意力不集中

答案 E

14. 关于精神分裂症青春型，下列何种说法不正确

A. 思维联想散漫

B. 片断的幻觉妄想

C. 幼稚愚蠢行为

D. 常急性或亚急性起病

E. 妄想具有一定的现实性

答案 E

15. 关于精神分裂症紧张型，下列何种说法不正确

A. 常急性发病

B. 可表现精神运动型兴奋

C. 可出现木僵

D. 对电抽搐治疗反应较好

E. 发病多在中老年期

答案 E

16. 精神分裂症偏执型的特征，以下哪项错误

A. 起病年龄较晚，常在 40 岁左右

B. 以妄想为主要表现

C. 缓慢发病者多

D. 幻觉少见

E. 及时治疗效果较好

答案 D

17. 关于精神分裂症单纯型下列何种说法不正确

A. 多在青少年期发病

B. 病程进展缓慢

C. 社会退缩行为

D. 幻觉妄想较为明显

E. 预后较差

答案 D

18. 下列何种症状不属于精神分裂症的阴性症状

A. 思维贫乏

B. 假性幻觉

C. 动力缺乏

D. 情感平淡

E. 孤僻离群

答案 B

19. 在精神分裂症的病因学研究中，目前认为最重要的因素是

A. 遗传因素

B. 环境因素

C. 生化因素

D. 脑萎缩

E. 精神因素

答案 A

20. 一青年病人，三个月前急性起病，意识清晰，表现说话难以理解，行为幼稚怪异，本能意向亢进，有片断的耳闻远方亲友声音的幻觉，觉有人跟踪，此病人最可能的诊断是

A. 青春型精神分裂症

B. 偏执型精神分裂症

C. 单纯型精神分裂症

D. 病毒性脑炎

E. 分裂样精神病

答案 A

21. 30 岁的男性病人。近半年来觉得有人跟踪自己，有人在屋里放了窃听器而不敢大声讲话，常听见有人在议论如何对付他。因而表现闷闷不乐，闭门不出，写信到公安局请求保护，此病人最可能的诊断是

A. 青春型分裂症

B. 偏执型分裂症

C. 单纯型分裂症

D. 偏执性精神病

E. 紧张型分裂症

答案 B

22. 青年女性，家人诉其近 2 年来逐渐变得少语少动，不与人交往，孤僻离群，对亲友冷淡，不讲究个人卫生，有时发呆。此病人最可能的诊断是

A. 青春型精神分裂症

B. 品性障碍

C. 单纯型精神分裂症

D. 偏执性精神病

E. 人格障碍

答案 C

23. 以下疾病那一种预后最好

A. 偏执狂

B. 偏执状态

C. 偏执型精神分裂症

D. 偏执型人格障碍

E. 妄想阵发

答案 E

24. 有关分裂情感性精神障碍，以下哪项不对

A. 分裂症状和情感症状同时存在又同样突出

B. 病程间歇发作，症状缓解后不留明显缺陷

C. 分裂症状与情感症状消失的时间比较接近

D. 分裂症状为主要临床相的时间不能少于一个月

E. 起病较急、多为青壮年、女性多于男性

答案 D

25. 关于急性妄想发作，以下哪项不对

A. 常突然起病，以短暂的妄想为主要症状，妄想形式多样，内容支离破碎

B. 病前一般无诱因

C. 可伴有情感和行为方面的障碍

D. 多发生于中老年人

E. 病程不超过 3 个月

答案 D

26. 19 世纪克雷丕林对表现为各异的症状群进行了分析，认为是同一疾病过程的不同临床表现，提出了以下哪种疾病名称

A. 精神分裂

B. 早发性痴呆

C. 青春痴呆

D. 紧张症

E. 癫狂症

答案 B

27. 于 20 世纪哪位学者第一个提出“精神分裂症”的诊断

A. Kraepelin

B. Bleuler

C. Morel

D. Kahlbaum

E. Hecker

答案 B

28. A. Jablensky（2000）在总结最近一个世纪精神分裂症的流行病学资料指出：精神分裂症患病率为

A. 0.8%～7.1%

B. 1.4%～4.6%

C. 0.6%～1.6%

D. 3.4%～8.7%

E. 0.3%～1.2%

答案 B

29. 我国于 1982 年对全国 12 个地区精神疾病流行病学调查显示，城市与农村精神分裂症总患病率分别为

A. 1.02%，0.98%

B. 1.4%，4.6%

C. 8.18%，5.18%

D. 6.07%，3.42%

E. 7.11%，4.24%

答案 E

30. 我国 1993 年全国精神疾病流行病学调查显示，城市与农村精神分裂症总患病率分别为

A. 1.02%，0.98%

B. 1.4%，4.6%

C. 8.18%，5.18%

D. 6.07%，3.42%

E. 7.11%，4.24%

答案 C

31. 在 1993 年全国精神疾病流行病学调查结果中，有关对精神分裂症的描述不正确的是

A. 城市患病率明显高于农村

B. 男性的患病率高于女性

C. 与家庭经济水平呈负相关

D. 与1982年结果相比，患病率有所上升

E. 性别差异在35岁以上年龄组较明显

答案 B

32. 据我国现有数据显示，精神分裂症的平均年发病率约

A. 1%

B. 1%

C. 5%

D. 0.1%

E. 0.5%

答案 D

33. 关于精神分裂症病因和发病机理的描述下列哪项不正确

A. 病毒感染影响胎儿神经发育，与分裂症发病患者皮层神经细胞结构上的紊乱有关

B. 与精神分裂症患者血缘关系愈近，患病率愈高

C. 研究发现分裂症患病率与社会阶层呈正相关

D. 重大生活事件是分裂症发病的重要影响因素

E. 母孕期及围产期并发症对分裂症发病起重要作用

答案 C

34. 精神分裂症多巴胺亢进假说最主要是来自下列哪方面的研究

A. 分子生物学

B. 病理学

C. 影像学

D. 神经生化学

E. 精神药理学

答案 E

35. 传统的抗精神病药物主要是通过阻断什么受体的功能而发挥作用

A. DA

B. 5 - HT

C. H

D. NE

E. μ

答案 A

36. 传统的抗精神病药物的效价主要是与多巴胺的哪一受体亲和力密切相关

A. D1

B. D2

C. D3

D. D4

E. D5

答案 B

37. 氯氮平在一般治疗剂量与 DA 的哪一受体的亲和力最强

A. D1

B. D2

C. D3

D. D4

E. D5

答案 D

38. 精神分裂症 MRI 定量分析发现，哪种脑结构异常，与情感性疾病相比有特异性

A. 前额叶

B. 小脑

C. 右扣带回

D. 左颞后上回

E. 左颞前回

答案 D

39. 下列哪一条不属于 Schneider 一级症状

A. 评议性幻听

B. 妄想知觉

C. 思维被广播

D. 情感倒错

E. 躯体被动体验

答案 D

40. 阳性和阴性症状由哪位著名的学者首先提出

A. Bleuler

B. Kahlbaum

C. John Russell Reynold

D. John Stone

E. Schneider

答案 C

41. 英国精神病学家 T. Crow 在一项精神分裂症患者的研究中发现 D2 受体数目的多少与下列哪项症状有明显相关

A. 阳性症状

B. 阴性症状

C. 情感症状

D. 思维障碍

E. 行为症状

答案 A

42. 医生问患者为什么要站立着尿裤？为什么躺在床上小便等，患者回答“裤裆里面热乎乎的，床单是热乎乎的就不用暖气了”，这最应属于什么症状

A. 思维散漫

B. 思维破裂

C. 思维奔逸

D. 逻辑倒错

E. 矛盾思维

答案 D

43. 患者突然扑向正在疾驰的汽车轮胎下面，表示要“投胎”，

这应是属于什么症状最恰当

A. 古怪行为

B. 矛盾意志

C. 象征性思维

D. 语词新作

E. 妄想知觉

答案 C

44. **患者大便离开时，就毫无迟疑地用手抓起来吃，面无任何表情，问之不作任何解释，这描述为哪一症状最准确**

A. 意志减退

B. 矛盾意向

C. 意向倒错

D. 行为怪诞

E. 被控制妄想

答案 C

45. **患者喝下用废弃“烟头”浸泡的杯中水，患者回答：“是啊，知道不能喝呀，当时不知道怎么就喝了”，这描述为哪一症状最准确**

A. 意志减退

B. 矛盾意向

C. 意向倒错

D. 行为怪诞

E. 被控制妄想

答案 B

46. **患者顽固拒绝一切，如让患者睁眼，患者却用劲闭眼，这描述为哪一症状最准确**

A. 检查不合作

B. 不服从

C. 违拗

D. 敌对行为

E. 矛盾服从

答案 C

47. 患者从外地旅行回来，一下火车，突然感到环境的气氛发生了变化，周围人的神色反常并用特殊的眼光看着自己，最可能是下列哪一症状

A. 焦虑

B. 被害妄想

C. 关系妄想

D. 妄想知觉

E. 牵连观念

答案 D

48. 所谓康－克综合征是指

A. 被控制感、强制性思维与假性幻觉、内心被洞悉感相结合出现

B. 被控制感、强制性思维与评论性幻觉、内心被洞悉感相结合出现

C. 被控制感、强制性思维、内心被洞悉感与情感倒错相结合出现

D. 被控制感、强制性思维、内心被洞悉感与意向倒错相结合出现

E. 被控制感、强制性思维、内心被洞悉感与定向障碍相结合出现

答案 A

49. 下列关于精神分裂症躯体和神经系统及实验室检查描述哪项是错误的

A. 血液和脑脊液检查一般均正常

B. 神经系统检查发现有个别神经系统体征，通常不稳定，都不具有特征性

C. 神经系统体征可见肌张力增高，腱反射亢进，极少数患者尚可出现病理反射或阵挛现象

D. 神经系统检查无意识障碍与智能障碍

E. 神经系统可见副交感神经张力增高，瞳孔对光反射迟钝，瞳孔扩大及出汗等阳性体征

答案 D

50. 关于精神分裂症患者的气脑造影图、CT、MRI、脑电图研究的描述错误的是

A. 部分患者有脑室扩大、脑沟变宽、额叶变小

B. 脑结构性变化最常见于发病初期

C. 脑结构性变化常与服用神经阻断剂无关

D. 脑结构性变化常与病程无关

E. 脑电图大多数属于正常范围

答案 B

51. 精神分裂症患者事件相关电位 P300 检查发现哪种变化较为多见

A. P300 波幅常较正常人降低，潜伏期延长

B. P300 波幅常较正常人增高，潜伏期延长

C. P300 波幅常较正常人降低，潜伏期缩短

D. P300 波幅常较正常人增高，潜伏期缩短

E. P300 波幅变化与各种心理过程无关

答案 A

52. 大多数精神分裂症患者很长时期的前驱症状是

A. 阳性症状

B. 阴性症状

C. 依次为睡眠障碍、记忆减退、人际关差、工作、学习、家庭活动能力减退等

D. 最为常见是幻觉妄想综合征表现

E. 特征性症状

答案 B

53. 关于精神分裂症单纯型下列何种说法不正确

A. 多在青少年期发病

B. 病程进展缓慢

C. 社会退缩行为

D. 幻觉妄想较为明显

E. 预后较差

答案 D

54. 下列何种症状不属于精神分裂症的阴性症状

A. 思维贫乏

B. 假性幻觉

C. 动力缺乏

D. 情感平淡

E. 孤僻离群

答案 B

55. 下列关于精神分裂症单纯型的描述哪条是错误的

A. 以离奇行为、社会退缩和工作能力下降等为临床特征

B. 往往幻觉和妄想不明显

C. 典型的单纯型患者已经很少见到

D. 治疗疗效较差

E. 往往经数月之久病情发展较严重时才被发现

答案 E

56. 下列关于精神分裂症青春型的描述哪条是错误的

A. 以分裂性行为和（或）言语，伴有平淡和不恰当（不协调）的情感为特征的临床表现

B. 一般发病年龄比较早，持续性病程，多在青春期急性或亚急性起病

C. 妄想和幻觉较常见，通常以一个或几个主题为中心

D. 预后较好，常不易复发

E. 此型病程发展较快，可有自发缓解

答案 D

57. 下列关于精神分裂症紧张型的描述哪条是错误的

A. 大多数起病于青年或中年

B. 常表现为违拗或者缄默，严重的精神运动性迟滞或者精神运动性兴奋

C. 精神分裂症的各个类型中紧张型治疗效果理想、预后最好

D. 肌张力增高，可出现蜡样屈曲、被动性服从，偶可伴有幻觉和妄想

E. 突出的表现是运动性抑制，少有兴奋与冲动行为

答案 E

58. ICD－10 的精神分裂症诊断的病程标准是

A. 3 个月以上

B. 6 个月以上

C. 1 个月以上

D. 4 个月以上

E. 12 个月以上

答案 C

59. DSM－Ⅳ的精神分裂症诊断的病程标准是

A. 3 个月以上

B. 6 个月以上

C. 1 个月以上

D. 4 个月以上

E. 12 个月以上

答案 B

60. CCMD－Ⅲ关于精神分裂症 9 条症状学标准中，有关思维障碍的有几条

A. 3 条

B. 4 条

C. 5 条

D. 6 条

E. 7 条

答案 C

61. 若同时符合分裂症和情感性精神障碍的症状标准，当情感

症状减轻到不能满足情感性精神障碍标准时，分裂症状需继续满足分裂症的症状标准至少多长时间以上，方可诊断为分裂症

A. 1周

B. 2周

C. 3周

D. 1月

E. 2月

答案 B

62. 偏执性精神障碍的病因可能是

A. 遗传

B. 人格特点

C. 后天环境

D. 以上都有可能

答案 D

63. 下列哪个不是偏执狂的临床特点

A. 缓慢发展的系统妄想

B. 伴有相应的情感和意向活动

C. 人格保持较完整

D. 日常活动明显异常

答案 D

64. 下列哪个不是诉讼狂的特点

A. 较为多见

B. 诉讼缺乏逻辑性，破绽百出

C. 诉讼过程中若遇到阻力，则毫不后退，反而增加必胜信心

D. 高度警觉性，可表现明显焦虑或易激惹

答案 B

65. 色情狂的特点有

A. 女性多见

B. 有的患者并不企图同爱慕的对象接触

C. 危险的暴力性行为多见于男性

D. 以上都是

答案 D

66. 偏执状态与偏执狂最大的区别在于前者的妄想

A. 结构和系统性均较差

B. 泛化

C. 内容固定

D. 不伴有幻觉

答案 A

67. 下列关于“急性妄想发作”的说法错误的有

A. 是一种发作性精神障碍，又称妄想阵发

B. 预后良好

C. CCMD－3 中称作“急性短暂性精神病”

D. 由明显的应激所引起

答案 D

68. 急性妄想发作的临床特点不包括

A. 多无发病诱因

B. 急骤出现的妄想体验

C. 一般在几天即可恢复，最长者不超过 6 个月

D. 无明显的意识障碍

答案 C

69. 分裂情感性精神病的定义

A. 是一组精神病性症状和情感症状同时存在，反复发作的精神障碍

B. 是一组精神分裂症和情感障碍两种疾病同时存在或交替发作，症状典型，反复发作的精神病

C. 是一组精神分裂症和躁郁症两种病同时存在或交替发作，症状又同样典型，常有反复发作的精神病

D. 是一组精神分裂症和躁郁症两种病同时存在，典型症状交替发作，反复发作的精神障碍

答案 C

70. 首先提出分裂情感性精神病的概念的是

A. Kasanin

B. Hippocrates

C. Pinel

D. Griesinger

答案 A

71. 分裂情感性精神病最先在哪一年提出

A. 1926

B. 1928

C. 1935

D. 1933

答案 D

72. 精神分裂症的特征性症状

A. 失眠

B. 注意力不集中

C. 意识范围缩小

D. 被洞悉感

E. 遗忘

答案 D

73. 单纯型精神分裂症与神经衰弱最主要的鉴别点在于

A. 病程迁延

B. 无自知力

C. 起病缓慢

D. 有幻觉妄想

E. 头痛失眠较轻

答案 B

74. 紧张综合征主要见于

A. 精神分裂症紧张型

B. 精神分裂症青春型

C. 癔症

D. 神经衰弱
E. 躁狂症

答案 A

75. 23 岁，男性，三月前起病，说话语无伦次，常自言自语，说自己是神仙，是伟人，对异性有非分之想，攻击亲人。查：意识清晰，兴奋躁动，思维破碎，内容离奇，难以理解，认为门外有人要杀他，有一台电脑在影响他的大脑，使大脑在不停地转。躯体及神经系统检查未见著征，该患诊断

A. 躁狂症
B. 抑郁症
C. 精神分裂症
D. 心因性精神障碍
E. 神经症

答案 C

76. 24 岁，女性，病程 6 年，说有人要害她，常自笑，好追求异性，有时打人摔东西，话多内容凌乱。精神检查：意识清晰，兴奋多语，思维松弛，欣快，主动接触异性，有被害妄想及非系统性妄想，活动增多而无目的性，躯体及神经系统检查未见著征，该患者诊断为

A. 精神分裂症
B. 情感障碍（躁狂型）
C. 脑器质性精神障碍
D. 人格障碍
E. 躯体疾病所致精神障碍

答案 A

77. 31 岁，女性，十个月前起病，言语错乱，别人难以理解，骂人毁物，逐渐言语活动减少，不能与周围人沟通，近三个月来呆坐少语，自笑，认为自己的事别人都能知晓，有人要害自己。查：意识清晰，目光表情呆滞，耳边有命令性幻听，被害妄想，被洞悉感，有思维中断，躯体及神经系统检查未见著征，该患者

诊断为

A. 抑郁症

B. 精神分裂症

C. 脑肿瘤所致精神障碍

D. 内分泌疾病所致精神障碍

E. 偏执性精神障碍

答案 B

78. 27 岁，男性，病程 5 年，性格孤僻，不上班，将自己的东西都卖掉，流浪街头，睡门洞，在饭店讨饭吃，时有自言自语，经常呼唤着因病过世的母亲的名字。精神检查：意识清晰，衣着不整，表情淡漠，对人冷淡，常对人冷笑，孤僻离群，时有奇怪想法，如“不能利用出现的一种倾向掩盖另一种倾向”。躯体及神经系统检查无异常，该患者诊断是

A. 分裂性人格

B. 精神分裂症

C. 抑郁症

D. 精神发育迟滞

E. 脑器质性精神障碍

答案 B

79. 男性，59 岁，病程 3 ~ 4 年，主要表现不愿与他人接触，喜独处沉思，自言自语，大吵大闹，无故打人，言语少，情感淡漠，孤僻，赤足露胸，生活懒散，衣着不整，不洗澡，随地便溺，需要什么用手打手势示意，思维贫乏，自发言语杂乱无章。躯体检查：神经系统检查均正常，诊断为

A. 精神分裂症（衰退型）

B. 老年性痴呆

C. 人格改变

D. 脑器质性精神障碍

E. 精神发育退缩

答案 A

80. 滕某，男22岁，一年前因精神刺激表现为郁郁不乐，认为自己有罪，耳边听到有说话声，内容说不出，有时侧耳倾听“地球隆隆响声”，问家人“为什么我想的事别人都知道”，看见小汽车非常恐惧，不出门，独处一隅，喝酒，自语自笑。躯体神经系检查均正常。检查：意识清晰，一次突然对着打开的电风扇下跪说：“我有罪，该死”，近期听到电风扇有一男人说：“你是叛徒，内奸”，认为自己大脑被一名死者控制着，哭笑都不受自己支配，自己想事别人通过遥控器控制他，有时想事想到一半时，认为想法被一个死人“抽走”了，无法继续想下去。该患者的诊断是

A. 抑郁症

B. 精神分裂症偏执型

C. 反应性精神病

D. 偏执性精神病

E. 脑器质性精神病

答案 B

81. 精神分裂症是最常见的一种精神病，它在人群中的总患病率为

A. 0.7% ~2%

B. 3% ~8%

C. 5% ~10%

D. 6% ~15%

E. 10% ~20%

答案 B

82. 精神分裂症的年发病率为

A. 0.1%

B. 0.5%

C. 1%

D. 5%

E. 10%

答案 A

83. 精神分裂症患者，一般认为

A. 有智能障碍

B. 无智能障碍

C. 有意识障碍

D. 有躯体症状

E. 有记忆障碍

答案 B

84. 与精神分裂症有关的发病机理，在生化方面主要是

A. 去甲肾上腺素假说

B. 5-羟色胺假说

C. 多巴胺假说

D. 乙酰胆碱假说

E. 乙酰谷酰胺假说

答案 C

85. 在精神分裂症病因学研究中，目前认为最重要的因素是

A. 遗传因素

B. 环境因素

C. 生物胺因素

D. 脑萎缩

E. 血管畸形

答案 A

86. 精神分裂症患者 CT 检查结果示脑萎缩，预示该患者

A. 预后好

B. 青春型精神分裂症

C. 偏执型精神分裂症

D. 紧张型精神分裂症

E. 预后差

答案 E

87. 精神分裂症可发生于任何年龄，但最多见于

A. 少年

B. 青年
C. 壮年
D. 青壮年
E. 老年

答案 D

88. 精神分裂症起病形式多为

A. 急性
B. 慢性
C. 亚急性
D. 缓慢性
E. 亚急性或缓慢性

答案 E

89. 下列何种说法较为正确

A. 精神分裂症绝对没有意识障碍
B. 精神分裂症绝对没有智能障碍
C. 精神分裂症绝对没有记障碍
D. 精神分裂症绝对没有注意障碍
E. 其他各种精神症状都可见于精神分裂症

答案 E

90. 下列何种症状对精神分裂症有诊断意义

A. 被害妄想
B. 嫉妒妄想
C. 被控制感
D. 思维散漫
E. 夸大妄想

答案 C

91. 偏执型精神分裂症好发年龄在

A. 10~19 岁左右
B. 20 岁左右
C. 30 岁左右

D. 40 岁左右

E. 50 岁左右

答案 C

92. 偏执型精神分裂症的妄想主题多为

A. 被害妄想

B. 夸大妄想

C. 自罪妄想

D. 疑病妄想

E. 钟情妄想

答案 A

93. 关于精神分裂症偏执型，下列何种说法不正确

A. 妄想结构比较松散

B. 不常伴幻觉

C. 妄想内容比较荒谬

D. 缓慢发病者多

E. 及时治疗效果好

答案 B

94. 与精神分裂症预后有关的因素为

A. 家族中有无精神分裂症者

B. 病前性格和发病年龄

C. 有无诱因

D. 起病急缓和治疗是否及时

E. 以上都对

答案 E

95. 中国精神分裂症病程标准为至少

A. 3 个月以上

B. 6 个月以上

C. 1 个月以上

D. 4 个月以上

E. 12 个月以上

答案 A

96. 抗精神病药物最早用于

A. 情感性精神障碍的治疗

B. 精神分裂症的治疗

C. 人格障碍的治疗

D. 器质性精神障碍的治疗

E. 药物成瘾者的治疗

答案 B

第八章 心境障碍

1. 心境障碍在国内的总患病率约为

A. 0.83‰

B. 0.37‰

C. 0.311%

D. 3%

E. 0.412%

答案 A

2. CotarD. 综合征，又名虚无妄想综合征，或否定妄想综合征。此综合征常见于

A. 精神分裂症

B. 老年性痴呆

C. 老年抑郁症

D. 顶叶病变

E. 麻痹性痴呆

答案 C

3. 隐匿性抑郁症的特点为

A. 以情绪抑郁为主

B. 以记忆障碍为主

C. 以思维贫乏为主

D. 以行为迟滞为主

E. 以躯体不适诉述为主

答案 E

4. 心境障碍一般具有以下特点

A. 发作一次，加重一次，残留阴性症状

B. 一次发作，永不缓解

C. 反复发作，从无缓解期

D. 反复发作，大多数能缓解

E. 一次发作，终生不发

答案 D

5. 关于心境障碍的血缘关系与发病率的关系，下面哪种说法正确

A. 血缘关系与发病率高低无关

B. 血缘关系越远，发病率越高

C. 血缘关系越近，发病率越高

D. 血缘关系越近，发病率越低

E. 以上都不是

答案 C

6. 患者男性，32 岁，未婚。近半月来自觉聪明过人，能力非凡，精力旺盛，逢人打招呼，整天喜气洋洋。每天早起出门，很晚回家。乱买东西送人，喜欢唱歌、跳舞，喜欢结交朋友，尤其喜欢接近异性。交谈时，滔滔不绝，自觉思维加快，脑子里一个念头接一个念头出现，写文章一挥而就。好管闲事，做事虎头蛇尾，举止轻浮，不顾后果，情绪不稳，常为小事而勃然大怒。该患者最可能的诊断为

A. 精神分裂症

B. 反应性精神障碍

C. 人格障碍

D. 无病

E. 躁狂发作

答案 D

7. 碳酸锂中毒的早期表现是

A. 发热、定向障碍

B. 震颤、共济失调

C. 厌食、恶心、呕吐等胃肠道反应

D. 癫痫大发作

E. 下肢水肿、多尿

答案 C

8. 关于躁狂症的临床表现，你认为哪项说法正确

A. 躁狂症患者没有幻觉、妄想、思维散漫

B. 躁狂症患者都有幻觉、妄想、思维散漫

C. 部分躁狂症患者有精神症状，但随情感症状的好转而消失

D. 部分躁狂症患者有精神症状，且不随情感症状的好转而消失

E. 躁狂症患者的生活、工作和学习常受到病态的明显影响

答案 C

9. 问患者几岁时，患者答："三十三，三月初三生，三月桃花开，开花结果给猴吃，我是属猴的。"这个回答说明患者有何症状

A. 音联意联

B. 病理性象征性思维

C. 思维散漫

D. 强制性思维

E. 虚构

答案 A

10. 关于心境障碍的生化研究结果，目前多数学者认为是

A. 去甲肾上腺素的活性升高导致抑郁

B. 5-羟色胺降低导致抑郁发作

C. 去甲肾上腺素降低导致躁狂发作

D. 5-羟色胺升高导致抑郁发作

E. 多巴胺代谢产物高香草酸升高，导致抑郁

答案 B

11. 心境障碍的儿茶酚胺假说认为

A. 抑郁发作有5-羟色胺升高

B. 抑郁发作有去甲肾上腺素活性降低

C. 躁狂发作有5-羟色胺降低

D. 躁狂发作有去甲肾上腺素活性降低

E. 抑郁发作有多巴胺代谢产物高香草酸升高

答案 B

12. **心境障碍的 5－羟色胺假说认为**

A. 抑郁发作有 5－羟色胺升高

B. 抑郁发作有 5－羟色胺升高和降低

C. 躁狂发作有 5－羟色胺升高

D. 躁狂发作有 5－羟色胺升高和降低

E. 没有任何趋向性变化

答案 C

13. **心境障碍的神经内分泌学说认为**

A. 部分抑郁发作患者血浆皮质激素和 17－羟皮质类固醇的含量降低

B. 躁狂发作患者促甲状腺素对于促甲状腺素释放因子的反应迟缓

C. 部分抑郁发作患者血浆皮质激素和 17－羟皮质类固醇的含量升高

D. 部分躁狂发作患者血浆皮质激素和 17－羟皮质类固醇的含量升高

E. 部分抑郁发作患者促甲状腺素对于促甲状腺素释放因子的反应迅速

答案 C

14. **躁狂发作睡眠障碍的特点是**

A. 入睡困难

B. 多梦

C. 早醒

D. 睡眠需要减少

E. 易惊醒

答案 D

15. **抑郁发作睡眠障碍的特点是**

A. 入睡困难

B. 睡眠过多

C. 早醒

D. 多梦

E. 易惊醒

答案 C

16. 抑郁发作的生物学特征一般不包括

A. 情绪呈昼重夜轻的节律改变

B. 早醒

C. 便秘

D. 食欲和性欲减退

E. 焦虑不安

答案 E

17. 关于心境障碍的临床表现，下列说法正确的是

A. 心境障碍没有幻觉

B. 心境障碍没有妄想

C. 心境障碍没有思维散漫

D. 心境障碍可伴有幻觉、妄想和思维散漫

E. 心境障碍伴有幻觉、妄想和思维散漫，且常与情感不协调

答案 D

18. 双相和单相心境障碍比较

A. 单相发作持续时间短

B. 双相间歇比单相时间长

C. 单相比双相易于复发

D. 单相发作持续时间长

E. 两者无明显不同

答案 D

19. 对轻、中度抑郁发作治疗一般首选

A. MAOIs

B. 电休克治疗

C. SSRIs

D. 抗精神病药

E. 锂盐

答案 C

20. 躁狂发作患者住院治疗，为了加速控制急性期病情，首选

A. 锂盐

B. 氯丙嗪或氟哌啶醇

C. 地西泮

D. 卡马西平

E. 丙戊酸钠

答案 B

21. 三环类抗抑郁药对大多数病人的起效时间一般为

A. 14～28 天

B. 8～10 天

C. 1～3 天

D. 11～13 天

E. 4～7 天

答案 A

22. 阿米替林治疗抑郁发作，每天治疗量为

A. 50mg

B. 50～75mg

C. 75～100mg

D. 150～300mg

E. 300～400mg

答案 D

23. 碳酸锂重度中毒时治疗措施不正确的是

A. 减少碳酸锂剂量

B. 停用碳酸锂

C. 补液

D. 透析

E. 利尿

答案 A

24. 下列哪种药不是三环类抗抑郁药

A. 阿米替林

B. 氯米帕明

C. 多塞平

D. 米帕明

E. 麦普替林

答案 E

25. 以下哪一类不属于抗抑郁药

A. 三环类抗抑郁药

B. 单胺氧化酶抑制剂

C. 四环类抗抑郁药

D. 苯二氮卓类

E. SSRI 类

答案 D

26. 三环类抗抑郁药的常见不良反应不包括

A. 口干

B. 便秘

C. 心脏影响

D. 血压影响

E. 肝脏影响

答案 E

27. SSRI 类抗抑郁药不包括

A. 麦普替林

B. 氟西汀

C. 帕罗西汀

D. 氟伏草胺

E. 舍曲林

答案 A

28. 躁狂急性发作期碳酸锂的治疗血浓度为

A. 0.4mmol/L ~ 0.7mmol/L

B. 0.8mmol/L ~ 1.2mmol/L

C. 1.3mmol/L ~ 1.9mmol/L

D. 2mmol/L ~ 2.2mmol/L

E. 2.3mmol/L ~ 2.8mmol/L

答案 B

29. 患者女，29 岁，已婚。近 3 周来无明显诱因出现情绪低落，晨重夕轻，兴趣缺乏，精力减弱，言语减少，动作迟缓，自觉脑子笨，觉得前途暗淡，悲观失望，早醒，食欲减退，便秘，性欲减退，自责，自罪，多次自杀未遂。该患者最可能的诊断为

A. 神经衰弱

B. 反应性精神障碍

C. 抑郁性神经症

D. 抑郁发作

E. 隐匿性抑郁发作

答案 D

30. 情感（心境）障碍典型的“三高”症状包括

A. 心境高涨

B. 思维奔逸

C. 行为增多

D. 以上都是

E. 以上都不是

答案 D

31. 情感（心境）障碍典型的“三低”症状不包括

A. 心境低落

B. 思维迟缓

C. 行为减少

D. 躯体生理异常

E. 以上都不对

答案 D

32. DSM－Ⅳ－TR 中双相Ⅱ型障碍的概念为

A. 目前表现为符合抑郁症诊断标准的抑郁发作

B. 并且存在轻躁狂发作史

C. 伴有精神病学症状

D. A＋B

E. A＋C

答案 D

33. 关于不同性别抑郁症的患病率说法错误的是

A. 女性高于男性一倍以上

B. 双相情感障碍患病率男女之比为1∶1.2

C. 男性远远高于女性

D. 性别差异的趋势在各种文化和各种族人群中是一致的

E. 以上都不对

答案 C

34. 甲状腺功能与情绪的关系为

A. 甲状腺功能亢进会伴发焦虑、抑郁、激动、疲劳、情绪不稳等

B. 甲状腺功能减退可出现运动性迟滞、疲劳、性功能减退、抑郁情绪以及自杀倾向等。

C. 甲状腺功能减退所伴发的睡眠过多和体重增加有可能使医生将之误诊为不典型抑郁症。

D. 以上都是

E. 以上都不是

答案 D

35. 应激事件对免疫系统的影响是

A. 兴奋性或抑制性

B. 兴奋性

C. 抑制性

D. 无影响

E. 以上都不对

答案 A

36. 以下关于情感障碍遗传性研究结果错误的是

A. 双亲中有一位患有双相障碍，其子女发生情感障碍的几率为25%、

B. 双亲均有双相障碍，其子女发生情感障碍的几率增加到50% ~75%

C. 单卵双生子间双相情感障碍同病率为33% ~90%

D. 环境因素的作用远比遗传因素来得直接和重要

E. 以上都不对

答案 D

37. 抑郁发作的表现可分为以下几个方面

A. 核心症状

B. 心理症状群

C. 躯体症状群

D. A + B + C

E. A + C

答案 D

38. 下列关于抑郁患者自杀的描述错误的是

A. 半数左右患者会出现自杀观念

B. 患者不会反复需求自杀

C. 可出现“扩大性自杀”

D. 最终会有10% ~15%死于自杀

E. 随着症状的加重，自杀风险越来越大

答案 B

39. 关于抑郁症心理症状群的说法错误的是

A. 焦虑与抑郁常常伴发，而且经常成为抑郁症的主要症状之一

B. 妄想内容必须与抑郁状态相和谐

C. 伴发的认知症状多为可逆性的

D. 部分患者自知力不完整

E. 语量减少

答案 B

40. 关于抑郁症躯体症状群的说法错误的是

A. 睡眠紊乱是抑郁状态最常伴随的症状之一

B. 主要表现为食欲下降和体重减轻

C. 晨轻夜重

D. 精力丧失

E. 活动减少

答案 C

41. 躁狂状态的主要原发症状为

A. 情感高涨

B. 性欲亢进

C. 活动过度

D. 睡眠需要减少

E. 言语增多

答案 A

42. 关于躁狂状态的“情感高涨”描述错误的有

A. 是躁狂状态的主要原发症状

B. 具有相当的感染力

C. 可表现为易激惹

D. 不会出现破坏或攻击行为

E. 好发脾气

答案 D

43. 关于躁狂状态的“意志行为增强”描述错误的有

A. 是一种协调性精神运动性兴奋

B. 活动增多

C. 整日忙碌，好管闲事

D. 头脑灵活，做事深思熟虑，事业有成

E. 喜交往，爱凑热闹

答案 D

44. ICD－10 中抑郁发作的一般标准包括

A. 持续发作须持续至少 2 周

B. 在患者既往生活中，不存在足以符合轻躁狂或躁狂（F30）标准的轻躁狂或躁狂发作

C. 不是由于精神活性物质或器质性精神障碍所致

D. 以上都是

E. 以上都不是

答案 D

45. ICD-10 中躁狂发作的情感高涨持续时间为

A. 至少 1 周

B. 至少 2 周

C. 至少 3 天

D. 至少 1 月

E. 至少 2 个月

答案 A

46. 躁狂发作的鉴别诊断不包括

A. 精神分裂症

B. 躯体疾病

C. 药物所致精神障碍

D. 精神发育迟缓

E. 急性应激反应

答案 D

47. 抑郁症急性期治疗的目标应当是

A. 尽可能达到症状缓解（remission，或称临床痊愈）

B. 完全治愈

C. 预防复发和复燃，恢复社会职业功能

D. 以上都不是

E. 以上都是

答案 A

48. 抑郁症巩固和维持期治疗的目标应当是

A. 尽可能达到症状缓解（remission，或称临床痊愈）

B. 完全治愈

C. 预防复发和复燃，恢复社会职业功能

D. 以上都不是

E. 以上都是

答案 C

49. 抑郁症治疗措施的选择主要依据

A. 诊断分型和临床特点

B. 是否存在共病

C. 其他影响治疗选择的因素

D. 以上都是

E. 以上都是

答案 D

50. 情感情精神障碍在国内的总患病率为

A. 0.76‰

B. 10.0‰

C. 0.05‰

D. 20.0‰

E. 5.0‰

答案 A

51. 情感性精神障碍中躁狂症与抑郁症的比例为

A. 1∶1

B. 3∶1

C. 1∶10

D. 10∶1

E. 20∶1

答案 B

52. 根据 1982 年全国 12 地区调查，情感性精神障碍的男女比例为

A. 10∶1

B. 1∶5

C. 1∶2

D. 1∶10

E. 2∶1

答案 C

53. Cotard 综合征，又名虚无妄想综合征，或否定妄想综合征。此综合征多见于

A. 精神分裂症

B. 高龄抑郁症

C. 老年性痴呆

D. 顶叶病变

E. 麻痹性痴呆

54. 隐匿性抑郁症的特点为

A. 以情绪抑郁为主

B. 以躯体诉述为主

C. 以思维贫乏为主

D. 以行为迟滞为主

E. 以记忆障碍为主

答案 B

55. 情感性障碍具有下列特点

A. 发作一次，加重一次，残留阴性症状

B. 反复发作，自行缓解

C. 反复发作，从无缓解期

D. 一次发作，永不缓解

E. 一次发作，终生不发

答案 B

56. 关于情感性障碍的血缘与发病率的关系，下面哪种说法正确

A. 血缘关系与发病率高低无关

B. 血缘关系越远，发病率越高

C. 血缘关系越近，发病率越高

D. 血缘关系越近，发病率越低

E. 以上都不对

答案 C

57. 中国情感性障碍的患病率与欧美国家相比

A. 中国情感性障碍的患病率比欧美国家高

B. 中国情情感性障碍的患病率与欧美国家一样高

C. 中国情情感性障碍的患病率与欧美国家低

D. 中国情情感性障碍的患病率与欧美国家一样低

E. 以上都不对

答案 E

58. 碳酸锂中毒的早期症状为

A 厌食、恶心、呕吐等胃肠道反应

B. 震颤、共济失调

C. 发热、定向障碍

D. 癫痫大发作

E. 下肢水肿、多尿

答案 A

59. 问病人几岁时，病人答道："三十三，三月初三生，三月桃花开，开花结果给猴吃，我是属猴的。"你认为这个回答说明病人有下列什么症状

A. 思维散漫

B. 病理性象征性思维

C. 音联意联

D. 强制性思维

E. 虚构

答案 C

60. 关于躁狂症的临床表现，你认为下列哪种说法正确

A. 躁狂症病人没有幻觉、妄想、思维散漫

B. 躁狂症病人都有幻觉、妄想、思维散漫

C. 部分躁狂症病人有幻觉、妄想、思维散漫，但不随情感症状的好转面消失

D. 部分躁狂症病人有幻觉、妄想、思维散漫，但随情感症状的好转而消失

E. 躁狂症病人都阴显影响生活、工作和学习

答案 D

61. 关于情感性障碍的生化研究结果，目前多数学者认为是

A. 去甲肾上腺素的活性升高导致抑郁

B. 多巴胺代谢产物高香草酸升高，导致抑郁

C. 去甲肾上腺素降低导致躁狂发作

D. 5－羟色胺升高导致抑郁发作

E. 5－羟色胺降低导致抑郁

答案 E

62. 情感性障碍的儿茶酚胺学说认为

A. 抑郁发作有 5－羟色胺升高

B. 躁狂发作有 5－羟色胺降低

C. 抑郁发作有去甲肾上腺素活性降低

D. 躁狂发作有去甲肾上腺素活性降低

E. 抑郁发作有多巴胺代谢产物高香草酸升高

答案 C

63. 情感性障碍按 5－羟色胺假说认为

A. 抑郁发作有 5－羟色胺升高

B. 躁狂发作有 5－羟色胺升高

C. 抑郁发作有 5－羟色胺升高和降低

D. 躁狂发作有 5－羟色胺升高和降低

E. 以上都不对

答案 B

64. 情感性障碍关于神经内分泌学说认为

A. 部分抑郁症患者血浆皮质激素和 17－羟皮质类固醇的含量降低

B. 躁狂发作患者促甲状腺素对于促甲状腺素释放因子的反应迟缓

C. 部分抑郁症患者血浆皮质激素和17－羟皮质类固醇的含量升高

D. 部分躁狂发作患者血浆皮质激素和17－羟皮质类固醇的含量升高

E. 部分抑郁患者促甲状腺素对促甲状腺素释放因子反应迅速

答案 C

65. 躁狂症的睡眠障碍是

A. 入睡困难

B. 睡眠需要减少

C. 早醒

D. 多梦

E. 易惊醒

答案 B

66. 抑郁症睡眠障碍的特点

A. 入睡困难

B. 易惊醒

C. 多梦

D. 早醒

E. 睡眠过多

答案 D

67. 抑郁症的生物学特征是

A. 情绪呈昼重夜轻的节律改变

B. 早醒

C. 便秘

D. 食欲和性欲减退

E. 以上都对

答案 E

68. 女病人30岁，已婚，近3周来无诱因下出现情绪低落，晨重夜轻，兴趣缺乏，精力明显减弱，易疲劳，言语少，动作迟缓，自觉“脑子笨，没有以前聪明，好像一块木头。世界看上去

犹如灰色一片。”早醒，食欲、性欲减退，便秘。总觉自己患了不治之症，给家庭带来许多麻烦，悲观失望，多次欲自杀而未遂。你认为该病人诊断是

A. 神经衰弱

B. 抑郁症

C. 抑郁性神经症

D. 反应性抑郁症

E. 隐匿性抑郁症

答案 B

69. **关于情感性障碍的临床表现，下列何种说法正确**

A. 情感性障碍没有幻觉

B. 情感性障碍没有妄想

C. 情感性障碍没有思维散漫

D. 情感性障碍可以伴有幻觉、妄想和思维散漫

E. 情感性障碍伴有幻觉、妄想、思维散漫都是与情感不协调

答案 D

70. **男病人 30 岁，近 2 周来整天喜气洋洋，逢人打招呼，自觉聪明过人，能力非凡，精力充沛。每天清晨出门，晚上很晚归家。买来许多书和食品送人，称“改革开放，大家学习，大家发财享受。”交谈时言语滔滔不绝，别人不易打断。自觉思维加快，一个意念接着一个意念，如同流水，写文章一挥而就。在外好管闲事，做事有头无尾，举止轻浮，不顾后果，情绪不稳，常为小事而勃然大怒，顷刻又转怒为喜。该病人最可能诊断为**

A. 精神分裂症

B. 人格障碍

C. 躁狂症

D. 反应性精神病

E. 以上都不对

答案 C

71. 双相和单相情感性障碍比较，研究结果认为

A. 单相发作持续时间短

B. 双相间歇期比单相时间长

C. 单相比双相易于复发

D. 单相发作持续时间长

E. 以上都不对

答案 D

第九章　神经症与心理因素相关的精神障碍

1. 关于神经症的流行病学情况，下面说法正确的是

A. 国外报道患病率在3%左右

B. 国内1982年流调资料患病率为2.2%

B. 男性高于女性

D. 以20~30岁年龄段患病率最高

E. 不属于高发疾病

答案B

2. 关于神经症的病因，目前比较一致的看法是

A. 精神因素是主要的

B. 内在的素质因素是主要的

C. 已发现有可疑的器质性改变

D. 神经症具有遗传性

E. 外在的精神应激因素与内在的素质因素共同作用的结果

答案E

3. 神经症的神经质理论由下述哪位学者提出

A. 弗洛伊德

B. 克雷丕林

C. A. Beck

D. 森田正马

E. 罗杰斯

答案D

4. 神经症性疼痛，以什么部位最为常见

A. 头颈部

B. 腰背部

C. 胸部

D. 四肢

E. 上腹部

答案 A

5. 在神经症的症状中，不包括

A. 情绪症状

B. 感觉过敏

C. 妄想

D. 躯体不适症状

E. 精神易兴奋

答案 C

6. 以苯二氮卓类药物治疗焦虑症时，下述哪项说法不对

A. 一般从小剂量开始

B. 达最佳有效治疗量后维持6～8周后逐渐停药

C. 停药过程不应少于2周，以防症状反跳

D. 根据临床特点选用适当的药物

E. 合并使用β-受体阻滞剂时，应考虑有无哮喘史等禁忌情况

答案 B

7. 治疗强迫症时，氯米帕明的每日治疗量一般为

A. 100～200毫克，分2次服用

B. 150～250毫克，分2次服用

C. 200～400毫克，分2次服用

D. 150～300毫克，分2次服用

E. 300～500毫克，分2次服用

答案 D

8. 下列说法正确的是

A. 恐惧症患者的恐惧对象包括自己内心的某些思想或观念

B. 对身体畸形（虽然根据不足）的疑虑或先占观念也属于疑病障碍

C. 所有强迫症患者的自知力存在，故其求治要求都十分迫切

D. 行为疗法是治疗恐惧症的首选方法，且疗效持久

E. 在神经症的等级诊断中神经衰弱应优先考虑

答案 E

9. 关于神经症的药物治疗，以下哪项说法不当

A. 控制靶症状起效较快，可促进心理治疗的效果与患者的遵医行为

B. 抗焦虑药、抗抑郁药以及促大脑代谢药等可用于神经症的治疗

C. 不要将药物的副作用预先向患者说明，以免对患者造成不良的暗示

D. 根据具体的临床表现和药物的作用特点，可联合使用不同种类的药物

E. 早期与心理治疗合用，有助于缓解症状，提高患者对治疗的信心

答案 C

10. 神经症，旧称

A. 神经官能症

B. 神经质

C. 歇斯底里

D. 自主神经功能紊乱

E. 神经病

答案 A

11. 以下哪种疾病可出现意识障碍

A. 神经衰弱

B. 强迫症

C. 疑病症

D. 癔症

E. 焦虑症

答案 D

12. 生物反馈治疗主要适用于

A. 躁狂症
B. 精神分裂症
C. 焦虑症
D. 疑病症
E. 儿童多动症

答案 C

13. 美国心理学家 Beck 认为一些神经症患者有许多不适当的认知方式，下述哪项不正确

A. 焦虑症——对自己、对世界、对前途的负性认识
B. 惊恐发作——灾难化地解释自己的躯体或心理体验
C. 强迫症——总是不放心、怀疑、唯恐不恰当，穷思竭虑
D. 疑病症——认为患了不治之症，到处求医
E. 恐惧症——认为某些实际无危险的环境有危险

答案 A

14. 神经衰弱最主要的症状是

A. 睡眠障碍
B. 情绪易烦恼
C. 易疲劳
D. 头痛头晕
E. 肌肉酸痛

答案 C

15. 某神经症患者在看见或听到“和平”二字时，马上想起“战争”二字；看见或听到“安全”二字时，便想到“危险”二字，此症状称之为

A. 强迫性穷思竭虑
B. 牵连观念
C. 强迫意向
D 强迫性对立观念
E. 以上均不对

答案 D

16. 关于神经症的睡眠障碍，以下叙述正确的是

A. 失眠一般分为两种形式，即入睡困难、易惊醒

B. 早醒是抑郁症的症状，而不是神经症的症状

C. 失眠主要表现为睡眠时间短或质量差，或是对睡眠缺乏自我满足的体验

D. 神经症患者以易惊醒为主诉最为多见

E. 如用地西泮治疗神经症的失眠，疗程3～6个月为宜

答案 C

17. 神经症的诊断标准中，其病程标准是（除了惊恐障碍另有规定外）

A. 符合症状标准至少3个月

B. 符合症状标准至少1个月

C. 符合症状标准至少6个月

D. 符合症状标准至少12个月

E. 符合症状标准至少4个月

答案 A

18. 在CCMD－3中，关于广泛性焦虑症的病期要求是

A. 至少6个月

B. 至少3个月

C. 至少1个月

D. 至少10个月

E. 至少1年

答案 A

19. 有关癔症性瘫痪，以下何种说法正确

A. 为紧张型硬瘫

B. 病理反射阳性

C. 病程再长也无肌肉萎缩

D. 暗示治疗一般无效

E. 以上都不对

答案 E

20. 关于惊恐障碍的叙述，以下哪项不对

A. 通常起病急骤，终止也迅速

B. 每次一般历时5~20分钟，很少超过1小时

C. 诊断要求1月内至少有3次发作或首发后继发害怕再发的焦虑持续1月

D. 症状不是继发于其他躯体或精神疾病

E. 发作期间大多意识清晰

答案 E

21. 以下哪种疾病较少出现焦虑症状

A. 心脏疾病

B. 甲状腺疾病

C. 药源性焦虑

D. 精神疾病所致焦虑

E. 慢性精神分裂症

答案 E

22. 当抑郁和焦虑严重程度主次分不清时，应优先考虑

A. 抑郁的诊断

B. 焦虑的诊断

C. 抑郁和焦虑同时诊断

D. 其他诊断

E. 暂不诊断，观察

答案 A

23. 关于强迫症的描述哪项不对

A. 强迫观念

B. 强迫意向

C. 强迫行为

D. 有意识的自我强迫和反强迫

E. 病前癔症性格多见

答案 E

24. 精神分裂症的强迫症状与强迫症的强迫症状的区别哪项

不对

A. 精神分裂症患者往往不为强迫症状苦恼，无主动克制或摆脱的愿望

B. 精神分裂症患者对症状常无自知力，无明显治疗要求

C. 精神分裂症的强迫症状内容多荒谬离奇

D. 最主要的特点是分裂症患者具有其他精神病性症状

E. 精神分裂症的强迫症状持续时间长

答案 E

25. **用氯米帕明治疗强迫症时，以下说法正确的是**

A. 一般 1 ~2 周开始显效

B. 一般治疗时间不宜长于 3 ~6 个月

C. 效果与 SSRI 类抗抑郁药相似，但其副作用较少

D. 一定要从小剂量开始

答案 D

E. 对难治性强迫症，合并卡马西平或丙戊酸钠能取得较好的疗效

26. **恐惧症中最常见的是**

A. 场所恐惧症

B. 社交恐惧症

C. 单一恐惧症

D. 强迫性恐惧症

E. 以上均不对

答案 A

27. **关于癔症的叙述不正确的是**

A. 癔症又称歇斯底里

B. 一般有相应的器质性病变基础

C. 近年来把癔症划出神经症的意见已占大多数

D. 一般认为癔症的预后较好

E. 起病常与心理应激有关

答案 B

28. 癔症治疗最有效的方法是

A. 行为治疗

B. 镇静药物

C. 抗精神病药物

D. 暗示治疗

E. 抗抑郁药物治疗

答案 D

29. 癔症性痴呆中，对简单的问题给予近似回答，称为

A. Ganser 综合征

B. 童样痴呆

C. 诈病

D. 病理性说谎

E. Cotard 综合征

答案 A

30. 患者女性，30 岁，已婚，教师。10 个月前行诊断性刮宫，术后有阴道出血。当听到同事说有癌症的可能时，感到紧张、心慌、气促。之后反复出现紧张、烦躁、坐立不安、心悸、气急、怕风、怕死，且间歇期逐渐缩短。家族史、既往史、体检、实验室检查无特殊。病前性格多疑多虑、易急躁。自知力存在。该患者最可能的诊断是

A. 强迫症

B. 焦虑症

C. 恐惧症

D. 疑病症

E. 心因性精神障碍

答案 B

31. 某女，32 岁，初小文化，已婚，乡村干部。2 年前行绝育术，手术顺利；但在术中，患者回忆说听到医生说了一句“夹断了”的话。之后即感到全身无力，出现双腿不能走路，曾经过针灸等治疗而有所好转，但某日听及另一医生说“半年不下床，好

腿也会瘫的”后病情又逐渐加重以至双腿不能活动。既往史、家族史及生长发育无特殊，病前性格争强好胜。神经系统检查未见深浅反射异常，未引出病理征。实验室检查未见明显异常。该患者的诊断应考虑

A. 多发性硬化
B. 重症肌无力
C. 隐匿性抑郁症
D. 癔症
E. 心因性精神障碍

答案 D

32. **恐惧症首选疗法是**
A. 抗焦虑药物治疗
B. 抗抑郁药物治疗
C. 认知治疗
D. 行为治疗
E. 精神分析治疗

答案 D

33. **强迫症与恐惧症的区别在于**
A. 出现焦虑反应
B. 明知不对难以控制
C. 是否回避
D. 有无精神因素
E. 有无自主神经症状

答案 C

34. **神经衰弱的病程特点**
A. 进行性加重
B. 逐渐减轻
C. 波动性
D. 始终维持原样
E. 发作性

答案 C

35. 恐惧与焦虑的区别

A. 有无惊恐发作

B. 有无具体的环境或情境

C. 有无精神焦虑

D. 有无焦虑情绪

E. 有无躯体焦虑

答案 B

36. 关于森田疗法主要原理的叙述，正确的是

A. 改变患者不良或错误的认知方式

B. 用“顺应自然，为所当为”的方法，来致力于改变病人的疑病基调“打破精神交互作用，发挥人生的欲望来战胜疾病

C. 放松自己，抑制欲念

D. 通过自我暗示，如“我的病会好的”，来增强信心

E. 通过改变生活习“和行为方式，从而改变不良的精神状态

答案 B

37. 慢性焦虑状态即普遍性焦虑症一般没有下列症状

A. 震颤

B. 胸部紧压感

C. 出汗、面色苍白、心跳加快

D. 尿频、尿急

E. 气透不过来，濒死感

答案 E

38. 急性焦虑发作又称惊恐发作，一般每次发作持续

A. 30min 左右

B. 1h 左右

C. 2h 左右

D. 3h 左右

E. 10min 左右

答案 B

39. 伴有躯体症状的焦虑病人，首先应与下列哪种疾病相鉴别

A. 呼吸系统疾病

B. 消化系统疾病

C. 心血管疾病

D. 泌尿系统疾病

E. 骨骼系统疾病

答案 C

40. 焦虑症的诊断依据为

A. 反复出现无明确原因的紧张、恐惧等主观体验

B. 伴有心跳加快、皮肤苍白、口干、出汗、呼吸加快、尿频、尿急

C. 除外躯体疾病，病程 3 个月

D. 严重影响工作、生活和学习

E. 以上都是

答案 E

41. 癔症患者局部感觉过敏或缺失不具有下列特点

A. 常发生于肢体末端

B. 分布可以神经解剖解释

C. 范围常受暗示

D. 病程也与暗示有关

E. 起病多为突然

答案 B

42. 关于癔症性瘫痪，下列何种说法正确

A. 瘫痪症性瘫痪

B. 病理反射呈阳性

C. 病程长者无肌肉萎缩

D. 暗示治疗无效

E. 以上都不对

答案 E

43. 癔症性全身痉挛发作与癫痫区别在于

A. 发作突然性

B. 有节律性肢体抽动

C. 有无意识障碍

D. 发作时间短暂

E. 有无角弓反张

答案 C

44. 癔症与反应性精神病的共同点为

A. 发病与精神因素有关

B. 精神症状内容与创伤无关

C. 症状表现为夸张色彩或表演色彩

D. 暗示治疗有效

E. 可反复发作

答案 A

45. 神经症没有意识障碍，需除外下列哪种疾病

A. 神经衰弱

B. 强迫症

C. 疑病症

D. 癔症

E. 焦虑症

答案 D

46. 癔症患者在回答问题时，答案近似而不准确，或者理解问题，回答错误，称为

A. 虚构

B. 假性痴呆

C. 童样痴呆

D. 真性痴呆

E. 错构

答案 B

47. 癔症发作最有效的治疗方法是

A. 行为治疗

B. 镇静药物

C. 暗示治疗

D. 抗精神病药

E. 物理治疗

答案 C

48. 强迫症与恐怖症的区别在于

A. 出现焦虑反应

B. 明知不对难控制

C. 是否回避

D. 有无精神因素

E. 有植物神经症状

答案 C

49. 恐怖症的治疗最适宜

A. 行为治疗

B. 心理分析治疗

C. 药物治疗

D. 物理治疗

E. 工娱治疗

答案 A

50. 关于恐怖症，下面何为正确

A. 恐怖症是一种不断出现的焦虑反应

B. 恐怖症是对具体现象出现不合理的恐惧或紧张不安的体验，但不出现回避反应

C. 恐怖症是患者明知这种恐惧不必要，但无法控制，而出现回避反应

D. 恐怖症是患者对具体对象出现恐惧而无法加避免

E. 恐怖症是患者缺乏客观物体时所感受到的情感体验

答案 C

51. **抑郁症与抑郁性神经症的区别在于**

A. 情绪低落

B. 睡眠障碍

C. 记忆力差，精力不振

D. 常有想死念头，但内心矛盾重重

E. 运动性抑制及幻觉、妄想

答案 E

52. **抑郁性神经症与神经衰弱的主要区别在于**

A. 忧伤

B. 苦闷

C. 易疲劳、易兴奋

D. 睡眠障碍

E. 求治心切

答案 C

53. **抑郁性神经症与甲状腺功能减退和老年痴呆的主要鉴别为**

A. 有无乏力

B. 抑郁体验

C. 有无精神因素

D. 实验室检查

E. 求治心切

答案 D

54. **我国焦虑症的发病率为**

A. 7‰

B. 1‰

C. 10‰

D. 15‰

E. 20‰

答案 A

55. **我国癔症在精神科门诊症病例中约占**

A. 1‰

B. 3‰
C. 10‰
D. 15‰
E. 20‰

答案 B

56. 1982 年我国调查神经衰弱在人群中的患病率为

A. 3‰
B. 7‰
C. 10‰
D. 13‰
E. 20‰

答案 D

57. 神经衰弱的最主要症状是

A. 易疲劳
B. 易激惹兴奋
C. 睡眠障碍
D. 头昏、头痛
E. 情绪障碍

答案 A

58. 下列睡眠障碍在神经衰弱中很少出现

A. 不易入睡
B. 睡眠浅
C. 多梦
D. 白天易打瞌睡
E. 早醒

答案 E

59. 神经衰弱的治疗主要为

A. 心理治疗
B. 药物治疗
C. 物理治疗

D. 行为治疗
E. 外科治疗

答案 A

60. **神经衰弱的病程常为**
A. 数天
B. 数周
C. 数月
D. 数年

答案 D

E. 以上都不对
61. **神经衰弱的症状特点为**
A. 逐渐加重
B. 逐渐减轻
C. 波动性
D. 始终维持原样
E. 发作进展性加重

答案 C

62. **疑病症的病程为**
A. 3 个月以上
B. 6 个月以上
C. 1 年以上
D. 2 年以上
E. 3 年以上

答案 B

63. **疑病症的主要症状是**
A. 焦虑
B. 抑郁
C. 疑病
D. 易疲劳
E. 强迫行为

答案 C

64. 强迫症是指

A. 患者明知某些观念不合理，但经常出现，无法控制，十分苦恼

B. 患者明知某些意向不合理，但经常出现，无法控制，十分苦恼

C. 患者明知某些行为不合理，但经常出现，无法控制，十分苦恼

D. A+B+C

E. 对某些对象恐惧，明知不对无法控制而逃避

答案 D

65. 关于强迫症描述，下面何为正确

A. 强迫观念都是荒谬的

B. 强迫行为都是无意义的

C. 强迫意向可以付之以行动

D. 强迫症不会自杀

E. 强迫动作常是强迫观念的外在表现

答案 E

66. 关于强迫症的治疗，比较正确的说法是

A. 心理治疗

B. 行为治疗

C. 药物治疗

D. 外科治疗

E. 目前尚无特殊治疗

答案 E

67. 焦虑症的核心症状为

A. 注意力集中困难

B. 精神焦虑

C. 躯体焦虑

D. 记忆力减退

E. 睡眠障碍

答案 B

68. 急性焦虑发作，诊断时病程标准为

A. 1个月内发作至少2次，每次不超过2h

B. 1个月内发作至少3次，每次不超过2h

C. 1个月内发作至少3次，每次不超过1h

D. 1个月内发作至少2次，每次不超过1h

E. 1个月内发作至少3次，每次不超过3h

答案 B

69. 广泛性焦虑的病程标准为

A. >1周

B. >2周

C. >3周

D. >4周

E. >6周

答案 D

70. 焦虑症的生物因素有

A. 5-羟色胺升高

B. 多巴胺升高

C. 去甲肾上腺升高

D. 乙酰胆碱升高

E. 去甲肾上腺素降低

答案 C

71. 治疗焦虑症的主要药物为

A. 氯丙嗪

B. 锂盐

C. 安坦

D. 安定

E. 丙咪嗪

答案 B

72. 广场恐怖的共同特征为

A. 怕接触人

B. 怕无力帮助

C. 怕空荡、怕风

D. 担心无法迅速离开

E. 怕被人迫害

答案 D

73. 恐怖与焦虑的区别在于

A. 有无惊恐发作

B. 有无特定环境

C. 有无精神焦虑

D. 有无躯体焦虑

E. 有无焦虑情绪

答案 B

74. 强迫症的核心症状为

A. 强迫行为

B. 强迫意向

C. 强迫表象

D. 强迫性恐惧

E. 强迫观念

答案 E

75. 强迫症与精神分裂症的区别在于

A. 强迫症状的刻板性和重复性

B. 强迫症状的多变而泛化

C. 强迫症状的刻板性和重复性

D. 强迫内容的荒谬性

E. 强迫症状出现的频度

答案 C

76. 最常见的癔症性躯体障碍为

A. 癔症大发作

B. 癔症性瘫痪

C. 癔症性失音

D. 癔症性多重人格

E. 情感暴发

答案 A

77. 我国最常见的癔症性精神障碍为

A. 癔症性遗忘

B. 癔症性假性痴呆

C. 癔症性漫游

D. 癔症性多重人格

E. 情感暴发

答案 E

78. 癔症的心理治疗应着重在

A. 症状本身

B. 心理因素

C. 家庭支持

D. 医生的暗示

E. 生物反馈法或脱敏法

答案 B

79. 有关癔症性痉挛发作，以下何种说法正确

A. 意识丧失

B. 症状发作有强直、痉挛和恢复三个阶段，伴呼吸停止、口舌咬伤、二便失禁

C. 常无明显诱因即发作，暗示治疗无效

D. 发作时间短暂，一般不超过 1 分钟

E. 以上都不对

答案 E

80. 有关刺激与反应以下哪一项最正确

A. 物理刺激产生物理反应

B. 化学刺激产生化学反应

C. 语言刺激只引起心理反应

D. 抽象刺激的作用强度大于物理刺激

答案 E

E. 从最简单的单细胞生物到最复杂的人类，都有接受刺激和做出反应的能力

81. 有关应激与应激源以下哪一项不对

A. 应激即指对应激源做出的反应

B. 应激源指导致个体出现应激的原因

C. 处于应激状态下的个体常有内环境的紊乱

D. 应激源有正性与负性之分

E. 心理健康的个体是因为他们较少碰到应激源

答案 E

82. 以下哪项不是处于应激状态下的个体的表现

A. 体内神经递质发生改变

B. 体内神经内分泌发生改变

C. 可能导致脑功能损害

D. 可表现精神异常

E. 常表现交感神经抑制而副交感神经兴奋

答案 E

83. 有关动机与冲突以下哪项不对

A. 动机就是唤起、推动与维持行为去达到一定目标的内部动力

B. 动机的产生源于个体需要与主观愿望

C. 动机的实现还要受到许多客观环境条件的限制

D. 动机的好坏是引起应激的根源

E. 动机受挫，就有可能产生应激

答案 D

84. 以下哪项一般不是心理应激状态下的情绪特征

A. 情绪不稳、易激惹

B. 表情茫然

C. 激情发作

D. 焦虑不安、慌张恐惧

E. 情感淡漠

答案 E

85. 以下哪一项不是急性心因性反应的特征

A. 可出现意识障碍

B. 精神运动性兴奋与抑制

C. 内容常涉及心因与个人经历

D. 病程一般不超过三个月

E. 精神症状的发生与应激事件有时间上的紧密联系

答案 D

86. 以下哪项不是延迟性心因性反应的特点

A. 应激源往往具有异常惊恐或灾难性质

B. 症状常有晨重夜轻的节律变化

C. 反复重现创伤性体验

D. 持续性的警觉性增高

E. 发病常在遭受创伤后数日至半年内出现

答案 B

87. 以下哪项不是适应性障碍的特征

A. 应激源常为日常生活中的应激性事件

B. 适应能力不良的个体易患

C. 病程一般不超过一年

D. 部分病人可以表现为品行障碍

E. 症状以情绪障碍为主

答案 C

88. 巴甫洛夫学派关于应激的观点，哪项是不正确的

A. 超强的应激作用于高级神经活动过程，往往产生超限抑制

B. 超限抑制属于破坏性抑制

C. 在抑制过程的扩散中，中枢神经系统低级部位的功能会脱抑制而释放出来

D. 在临床上可表现为一定程度的意识障碍

E. 可有精神运动性兴奋或精神运动性抑制状态

答案 B

89. 下面哪一项不属于应激的情绪反应

A. 焦虑

B. 恐惧

C. 愤怒

D. 自大

E. 抑郁

答案 D

90. 关于焦虑说法正确的是

A. 焦虑程度严重时会变成惊恐

B. 焦虑的生理反应是副交感神经系统多度启动

C. 慢性焦虑没有必要进行心理治疗

D. 焦虑患者对其原因都有自省力

E. 焦虑反应平时很少见到

答案 A

91. 以下哪项属于应激的积极影响

A. 机体易感

B. 物质依赖及滥用

C. 疾病复发

D. 工作、生活效率提高

E. 适应性下降

答案 D

92. 关于急性应激反应，以下哪项是不正确的

A. 由于突然而来且异乎寻常的强烈应激性生活事件所引起的一过性精神障碍

B. 本病发作急骤，预后不良

C. 本病可发生于任何年龄，多见于青年人

D. 两性患病率在统计学上无明显差异

E. 精神状态可完全恢复正常

答案 B

93. 关于急性应激障碍的诊断正确的是

A. 症状持续可以超过1个月

B. 数分钟内发病不属于此诊断

C. 若超过1个月就为创伤后应激障碍

D. 去除诱因不能缓解

E. 若一位患者符合重症抑郁发作的诊断标准，首先考虑应激反应

答案 C

94. 对于急性应激障碍的治疗正确的是

A. 需要特殊治疗

B. 不能自行缓解

C. 不能采取药物治疗

D. 可以给予心理治疗

E. 首选药物治疗

答案 D

95. 关于急性应激反应的药物，错误的是

A. 对表现激越性兴奋的患者，可适当使用精神药物

B. 若患者有情绪障碍，可使用抗抑郁药

C. 若患者有睡眠障碍，可使用抗焦虑药

D. 药物剂量以中、小量为宜，

E. 疗程尽量长以巩固疗

答案 E

96. 以下可能引起创伤后应激障碍的应激源是

A. 移民

B. 入伍

C. 退休

D. 车祸

E. 上学

答案 D

97. 影响 PTSD 的危险因素包括

A. 姓名

B. 职业

C. 爱好

D. 文化教育程度

答案 D

98. 关于创伤后应激障碍（PTSD），下面那条是不正确的

A. 几乎所有经历这类事件的人都会感到巨大的痛苦

B. 创伤性事件是 PTSD 诊断的必要条件

C. 创伤性事件是 PTSD 发生的充分条件

D. 许多变量影响到 PTSD 的发生

E. 只有部分人在经历创伤性事件后成为 PTSD 患者

答案 C

99. PTSD 出现频率较高的症状中没有

A. 控制不住地回想当时受打击的经历

B. 被害妄想

C. 回避对创伤事件的回忆

D. “触景生情”式的精神痛苦

E. 遇到事件产生生理反应

答案 B

100. 患者更常出现的情况

A. 多种精神障碍

B. 自杀企图

C. 适应能力增强

D. 就业比例低

E. 多种躯体疾病和并发症

答案 C

101. 临床常选用治疗 PTSD 的药物是

A. 呼吸兴奋剂

B. 抗过敏药

C. 抗抑郁药

D. 抗精神病药
E. 益智药

答案 C

102. 关于适应性障碍，下面那些是不正确的
A. 是一种短期的和轻度的烦恼状态及情绪失调
B. 常影响到社会功能
C. 常合并有精神病性症状
D. 任何年龄均可发病
E. 患者中男女两性无明显差异

答案 C

103. 反应性精神病人的症状主要分为下列三类
A. 情绪障碍，记忆障碍、思维障碍
B. 情绪障碍，意识障碍、幻觉、妄想
C. 情绪障碍，意识障碍、智能障碍
D. 情绪障碍，意识障碍、记忆障碍
E. 情绪障碍，思维障碍、意志障碍

答案 B

104. 反应性精神病的情绪障碍主要表现为
A. 情感淡漠
B 情感倒错
C 情绪高涨
D 抑郁和焦虑
E 易激惹

答案 D

105. 反应性精神病最常见妄想为
A. 被害妄想
B. 疑病妄想
C. 钟情妄想
D. 嫉妒妄想
E. 夸大妄想

答案 A

第十章　心理因素相关的生理障碍

1. 以下关于神经性厌食的叙述哪一条是对的

A. 多数患者存在体像障碍，即使十分消瘦仍认为自己胖

B. 神经性厌食者因食欲减退而不愿进食

C. 神经性厌食患者多知道自己体重过低、进食过少是病态，常主动就医

D. 神经性厌食患者多同时并发抑郁症

E. 神经性厌食患者病前多存在程度不等的内分泌与代谢障碍

答案 A

2. 一患者表现有意过分地限制饮食，有时出现发作性暴食，暴食后自行诱发呕吐，体重明显减轻，伴有情绪焦虑、忧郁，该患者最适宜的诊断为

A. 神经性厌食

B. 神经性厌食合并神经性贪食

C. 忧郁症

D. 神经性贪食

E. 神经性呕吐

答案 A

3. 有关失眠症诊断标准，以下哪项正确

A. 每周失眠 2 次，持续 1 月以上

B. 每周失眠 3 次，持续 1 月以上

C. 每周失眠 3 次，持续 2 月以上

D. 每周失眠 2 次，持续 2 月以上

E. 每周失眠 3 次，持续 3 月以上

答案 B

4. 治疗失眠症一般选择半衰期短、副作用和依赖性较少的抗

焦虑、镇静催眠药物，疗程最好为

A. 2～3 周

B. 1 周以内

C. 1～2 周

D. 3～4 周

E. 2～4 周

答案 C

5. 关于夜惊症的说法，以下错误的是

A. 通常发生于睡眠的前 1/3 阶段

B. 通常发生于非快动眼睡眠的 3～4 期

C. 一般发作持续 1～10 分钟

D. 发作后能够清楚地回忆发作时的体验

E. 随着年龄的增长，其发作可以逐渐停止

答案 D

6. 神经性厌食患者的性格特征多为

A. 敏感、多疑，自尊心过强

B. 暗示性强

C. 爱表现自己，行为夸张、做作，渴望被别人注意

D. 拘谨、刻板，带有强迫的特点及完美主义倾向

E. 极端自私与自我中心，冷酷无情

答案 D

7. 非器质性性功能障碍是与心理社会因素密切相关的性功能障碍。CCMD－3 诊断标准中规定其病程应为

A. 3 月以上

B. 2 月以上

C. 1 月以上

D. 半年以上

E. 1 年以上

答案 A

8. 关于感应性精神障碍下面哪项不是正确的

A. 是一种以系统妄想为突出表现的疾病

B. 往往发生于同一环境或家庭中长期相处密切接触的亲属或挚友中
C. 一般为三例患者，其精神症状极为相似
D. 患者可分为原发者和被感应者
E. 以上都对

答案 C

9. 关于心理动力学派，下面哪项是不对的
A. Alexander 是该理论基础的代表者
B. 意识的冲突是导致心身疾病的主要原因
C. 未解决的无意识的冲突是导致心身疾病的主要原因
D. 强调心理因素对身体的影响
E. 但该学派片面夸大无意识作用

答案 E

10. 关于心身疾病，下面哪项不正确
A. 心理因素与疾病的关系就是简单直接的因果关系
B. 心身疾病是多种因素相互作用所致
C. 必须从总体上来看待心身疾病
D. 不可忽视心理社会因素方面的影响
E. 不可忽视遗传生物学因素的重要性

答案 A

11. 以下说法正确的是
A. 心理刺激物一定是消极的
B. 同一刺激物对不同的人影响一样
C. 心理刺激物对人的影响同他的个性有关
D. 心理刺激物一定引起疾病
E. 以上都正确

答案 C

12. 心理刺激物不包括
A. 文化传统
B. 战争

C. 搬迁

D. 结婚

E. 良好的睡眠

答案 E

13. 最早提出“心身医学”这一专业术语的是

A. Heinroth

B. Alexander

C. Wolff

D. Miller

E. Drape

答案 A

14. 不少学者认为，下面哪个是最能表现情绪的器官

A. 心脏

B. 肝脏

C. 胃肠道

D. 子宫

E. 肺

答案 D

15. 以下疾病何种不属于心身疾病

A. 冠心病

B. 胃溃疡

C. 癌症

D. 精神分裂症

答案 D

16. 妇产科患者特殊的心身因素不包括

A. 月经

B. 婚姻

C. 妊娠

D. 分娩与哺乳

答案 B

17. 匹克威克综合征又被称为

A. 失眠症

B. 醒觉不全综合征

C. 嗜睡症

D. 睡眠呼吸暂停综合征

E. 睡行症

答案 D

18. 某企业经理，工作效率高，好胜心强，对他人常常存有敌意，这种行为特点称为

A. O 型行为

B. C 型行为

C. B 型行为

D. A 型行为

答案 D

19. 有位服务人员因工作繁忙，感到紧张疲乏，情绪低落，有失眠、头痛现象，缺乏成就感，有时想换份工作，这种状态称为

A. 抑郁性神经症

B. 急性应激反应

C. 慢性疲劳综合征

D. 心力交瘁

答案 D

20. 某男，45 岁，1 个月前因直肠癌进行过手术。手术后情况尚可。但近一周来病人情绪

低落，常常独自流泪，对自己的生命悲观，睡眠浅，易早醒，经常存在生不如死的感觉。该病人的心理情绪状态是

A. 焦虑反应

B. 恐惧反应

C. 失眠反应

D. 抑郁反应

答案 D

21. 某病人拒绝医生有关癌症诊断，先后就诊许多医院，来证实自己没有病。该病人使用的心理防御机制是

A. 否认机制

B. 压抑机制

C. 转移机制

D. 反向机制

答案 A

22. 1923 年 Schneider 将下面哪种状况概括为“害人害己”

A. 分裂症

B. 人格障碍

C. 躁狂症

D. 抑郁症

答案 B

23. 发达国家的人格障碍并不少见，总的患病率介于（%）之间

A. 10% ~13%

B. 1.5% ~3.0%

C. 5% ~15%

D. 2% ~10%

答案 D

24. 我国的 CCMD－Ⅱ－R（1995 年）将人格障碍分为哪些类型

A. 偏执型、分裂型、表演型、冲动型、未分型等

B. 偏执型、分裂样、反社会型、强迫型、表演型

C. 偏执型、分裂样、反社会型、强迫型、表演型、冲动型、其他未特定诸型

D. 偏执型、分裂样、反社会型、强迫型、冲动型、未特定诸型

答案 C

25. 以下有关性心理障碍患者的说法，哪一项是对的

A. 性心理障碍患者多有人格障碍

B. 性心理障碍患者多数性欲低下，甚至不能进行正常的性生

活，家庭关系往往不和谐

C. 性心理障碍患者发生违法行为，可不追究其责任

D. 性心理障碍的患者对自己的行为缺乏充分的辨认能力

答案 B

26. 性欲减退最常见的原因是

A. 躯体疾病

B. 心理社会因素

C. 药物的使用

D. 其他的原因

答案 B

27. 性欲亢进最常见的原因是

A. 躯体疾病

B. 精神疾病

C. 药物滥用

D. 心理原因

答案 C

28. 当代多数学者认为性变态产生的原因是

A. 遗传

B. 后天习得

C. 药物的使用

D. 身体疾病

答案 B

29. 对异性衣着特别喜爱，反复穿戴异性服饰由此引起性兴奋，最恰当的诊断应为

A. 异装症

B. 易性症

C. 同性恋

D. 恋物症

答案 A

30. 异装癖穿着异性服装是为了

A. 更像异性

B. 吸引异性

C. 吸引同性

D. 产生性兴奋

答案 C

31. 心理上对自身性别的认定与解剖上的性别特征恰好相反，应诊断为

A. 异装癖

B. 易性别癖

C. 同性恋

D. 恋物症

答案 B

32. 异性别癖穿着异性服装是为了

A. 表明性身份

B. 吸引异性

C. 吸引同性

D. 产生性兴奋

答案 A

33. 以下不属于性偏好障碍的是

A. 露阴症

B. 恋物症

C. 易性症

D. 摩擦症

答案 C

34. 反复的、强烈的，涉及在异性陌生人面前暴露本人性器官的性渴求、并付诸于行动者，称之为

A. 露阴症

B. 恋物症

C. 易性症

D. 摩擦症

答案 A

35. 主要通过窥视异性裸体或性交行为，唤起其性兴奋的现象，称之为

A. 露阴症
B. 窥淫癖
C. 易性症
D. 摩擦症

答案 D

36. 通过对性对象施加躯体性行为获得性满足或兴奋，称之为

A. 露阴症
B. 性施虐癖
C. 性受虐癖
D. 摩擦症

答案 B

37. 通过承受性对象的伤害和痛苦，从而获得性满足或兴奋，称之为

A. 露阴症
B. 性施虐癖
C. 性受虐癖
D. 摩擦症

答案 C

38. 与异性尸体发生性行为以取得性满足，最恰当的诊断应为

A. 露阴症
B. 性施虐癖
C. 性受虐癖
D. 恋尸癖

答案 D

39. 以收集不直接与性有关联的女性所用物，作为性唤起和满足的刺激物，最恰当的诊断应为

A. 恋物癖

B. 性施虐癖
C. 性受虐癖
D. 恋尸癖

答案 A

40. 治疗性变态可以迅速而明显取得疗效的心理治疗方法是
A. 精神分析
B. 认知疗法
C. 人本疗法
D. 厌恶疗法

答案 D

41. 妇女精神卫生的定义
A. 指妇女没有精神病
B. 指妇女的精神功能处于适宜的健康状态
C. 指让有精神病的妇女得到及时治疗
D. 指精神卫生应重视妇女

答案 B

42. 关于妇女的进食障碍，下面哪项叙述不对
A. 相当多的本症女性由于体重减低而闭经
B. 较多患者在治疗后月经恢复，提示她们的长期预后较佳
C. 有本症的患者不可能怀孕
D. 本症患者的性功能可能受损

答案 C

43. 妇女进食障碍与妊娠的关系，哪项不正确
A. 患者有月经障碍
B. 不育症率高
C. 患者不可能怀孕
D. 受孕妇女可望在妊娠期间根除进食障碍

答案 C

44. 一些抗精神病药物存在性别差异，下面哪项是不对的
A. 妇女容易发生粒细胞缺乏症、体重增加等

B. 男性较女性容易引起性功能改变

C. 锥体外系不良反应两性均有，但以女性多见

D. 药物可导致妇女闭经

答案 C

45. 精神分裂症患者的性方面的情况，哪项不正确

A. 男性患者在疾病初期即失去性欲

B. 妇女患者对性交感兴趣

C. 一些妇女患者为了赢得生活而卖淫

D. 妇女患者经常会使用性暴力

答案 D

46. 经前综合征（PMS）症状可归为三类，其中不包括

A. 情绪症状

B. 躯体症状

C. 精神病性症状

D. 认知症状

答案 C

47. 经前综合征（PMS）的情绪症状中具有标志性的症状为

A. 易被激发的哭喊

B. 焦虑

C. 抑郁

D. 易激惹

答案 D

48. 过早绝经是指以

A. 30 岁

B. 35 岁

C. 40 岁

D. 50 岁

答案 C

49. 晚发绝经是指

A. 45 岁

B. 50 岁

C. 55 岁

D. 60 岁

答案 C

50. 以下哪项不是绝经期综合征的躯体症状

A. 不规则月经出血

B. 潮热

C. 夜间出汗

D. 焦虑

答案 D

51. 下面哪项不是绝经期综合征的心境症状

A. 潮热

B. 惊恐

C. 烦躁不安

D. 抑郁

答案 A

52. 下面哪项是绝经期综合征的重要治疗方法

A. 外科手术治疗

B. 激素替代疗法

C. 电抽搐治疗

D. 抗精神病药物治疗

答案 B

53. 下面哪项不是产后精神病的风险因素

A. 初产

B. 家族精神疾病史

C. 个人既往精神疾病史

D. 高社会经济阶层

答案 D

54. 不孕是指在规律的性生活

A. 半年

B. 1年
C. 2年
D. 3年

答案 B

55. 妇女受孕的机遇与年龄有关，最高受孕年龄为

A. 20
B. 25
C. 28
D. 30

答案 B

56. 绝育手术后心身反应是常见的。在我国，妇女避孕的方法主要为

A. 口服避孕药
B. 输卵管结扎
C. 输精管结扎
D. 避孕环

答案 D

57. 妊娠期单项抑郁患者的治疗不适合使用

A. MAOIs
B. 去甲替林
C. 氟西汀
D. 电休克

答案 A

58. 下述内容有哪一项不是心身疾病

A. 偏头痛
B. 支气管哮喘
C. 过敏性结肠炎
D. 神经症
E. 经前期紧张症

答案 D

第十一章 人格、行为障碍与儿童少年期精神障碍

1. 心理发育障碍是指儿童的哪一个正常发展过程受阻

A. 心理

B. 智力

C. 注意及记忆

D. 人际交往

E. 智力和人际交往

答案 A

2. 精神发育迟滞患者中伴有精神症状的占

A. 10% ~20%

B. 21% ~40%

C. 41% ~60%

D. 61% ~70%

E. 71% ~85%

答案 C

3. 当前对孤独症最有效、最主要的治疗方法是

A. 教育和训练

B. 认知心理治疗

C. 药物治疗

D. 心理治疗加药物治疗

E. 行为治疗

答案 A

4. 关于精神发育迟滞不正确的描述是

A. 智力发育低下

B. 社会适应困难

C. 起病与生物、心理及社会因素有关

D. 属于广泛性发育障碍

E. 起病于大脑发育成熟以后

答案 E

5. 关于孤独症的病因哪项不对

A. 遗传因素

B. 围产期因素

C. 免疫系统异常

D. 神经内分泌和神经递质系统异常

E. 教育方法不当

答案 E

6. 下列有关心理发育障碍的说法正确的是

A. 一般起病于学龄期

B. 多呈发作性病程

C. 与中枢神经系统的生理成熟过程密切相关

D. 早期药物治疗疗效显著

E. 预后一般较好

答案 C

7. 通常起病于儿童少年期的行为与情绪障碍在国际分类精神障碍中的编码为

A. F6

B. F7

C. F8

D. F9

答案 D

8. 提出“成熟 - 学习”原则的是

A. 格赛尔

B. 弗洛伊德

C. 皮亚杰

D. JB. Watson

答案 A

9. 提出了“心理社会发展阶段论”的是

A. 格赛尔

B. 弗洛伊德

C. 皮亚杰

D. 埃里克森

答案 D

10. 埃里克森提出的心理社会发展阶段理论把人的一生发展分为八个阶段，每个阶段都要完成本阶段的发展任务，完成得好则产生优良质量，完成得不好则产生消极质量。第六个阶段（18～25岁）是

A. 认同与角色混乱

B. 亲密与疏远

C. 开拓与自足

D. 满意与失望

答案 B

11. 埃里克森提出的心理社会发展阶段理论把人的一生发展分为八个阶段，每个阶段都要完成本阶段的发展任务，完成得好则产生优良质量，完成得不好则产生消极质量。第七个阶段（25～50岁）是

A. 认同与角色混乱

B. 亲密与疏远

C. 开拓与自足

D. 满意与失望

答案 C

12. 埃里克森提出的心理社会发展阶段理论把人的一生发展分为八个阶段，每个阶段都要完成本阶段的发展任务，完成得好则产生优良质量，完成得不好则产生消极质量。第八个阶段（50岁以上）是

A. 认同与角色混乱

B. 亲密与疏远

C. 开拓与自足

D. 满意与失望

答案 D

13. 埃里克森提出的心理社会发展阶段理论把人的一生发展分为八个阶段，每个阶段都要完成本阶段的发展任务，完成得好则产生优良质量，完成得不好则产生消极质量。前五个阶段与下面哪种性心理发育阶段相当

A. 格赛尔

B. 弗洛伊德

C. 皮亚杰

D. 埃里克森

答案 B

14. 在儿童的心理发展的理论中，强调“自我”而不是本我的是

A. 格赛尔

B. 弗洛伊德

C. 皮亚杰

D. 埃里克森

答案 D

15. 皮亚杰认为儿童思维能力发展可分为四个阶段，其中第二个阶段是

A. 感觉运动阶段

B. 前运算阶段

C. 具体运算阶段

D. 形式运算阶段

答案 B

16. 皮亚杰认为儿童思维能力发展可分为四个阶段，其中第三个阶段是

A. 感觉运动阶段

B. 前运算阶段

C. 具体运算阶段
D. 形式运算阶段

答案 C

17. 皮亚杰认为儿童思维能力发展可分为四个阶段，其中第四个阶段是

A. 感觉运动阶段
B. 前运算阶段
C. 具体运算阶段
D. 形式运算阶段

答案 D

18. 皮亚杰观察到道德发展也有相应得阶段：在第一阶段为

A. 儿童的行为呈现一种仪式性的特征
B. 自我中心阶段，儿童在行动时不注意外界规则
C. 合作阶段，儿童尊重规则，但并不理解
D. 整合阶段，对社会规则不仅遵守而且理解

答案 A

19. 皮亚杰观察到道德发展也有相应得阶段：在第二阶段为

A. 儿童的行为呈现一种仪式性的特征
B. 自我中心阶段，儿童在行动时不注意外界规则
C. 合作阶段，儿童尊重规则，但并不理解
D. 整合阶段，对社会规则不仅遵守而且理解

答案 B

20. 皮亚杰观察到道德发展也有相应得阶段：在第三阶段为

A. 儿童的行为呈现一种仪式性的特征
B. 自我中心阶段，儿童在行动时不注意外界规则
C. 合作阶段，儿童尊重规则，但并不理解
D. 整合阶段，对社会规则不仅遵守而且理解

答案 C

21. 皮亚杰观察到道德发展也有相应得阶段：在第四阶段为

A. 儿童的行为呈现一种仪式性的特征

B. 自我中心阶段，儿童在行动时不注意外界规则
C. 合作阶段，儿童尊重规则，但并不理解
D. 整合阶段，对社会规则不仅遵守而且理解

答案 D

22. 儿童的心理发育外界因素为主论方面最有影响的是
A. 行为主义
B. 社会认知
C. 人本主义
D. 精神分析

答案 A

23. 行为主义的创始人是
A. JB. Watson
B. 班杜拉
C. 皮亚杰
D. 埃里克森

答案 A

24. 新行为主义的代表人物为
A. JB. Watson
B. 班杜拉
C. 皮亚杰
D. 埃里克森

答案 B

25. 班杜拉提出的哪种理论在当代的发展心理学有重大的影响，它建立在传统的学习理论基础上，加入了许多新的观点
A. 行为主义
B. 社会认知
C. 人本主义
D. 精神分析

答案 B

26. 孤独症一般在什么年龄段即有症状

A. 出生后或婴儿早期

B. 三岁

C. 7 岁

D. 入学后

答案 A

27. 孤独症的治疗主要是

A. 药物治疗

B. 心理治疗

C. 中医治疗

D. 综合治疗以训练为主

答案 D

28. 关于儿童情绪障碍描述不正确的是

A. 起病于儿童青少年时期，以焦虑、恐惧、强迫、羞怯等为主要临床表现

B. 其发病与儿童的发育和境遇有一定关系

C. 其诊断标准与成人一致

D. 分离性焦虑也可存在于正常儿童

答案 C

29. 不属于特发于童年的情绪障碍的是

A. 儿童分离性焦虑症

B. 儿童恐惧症

C. 儿童分裂症

D. 儿童社交恐惧症

答案 C

30. 关于儿童分离性焦虑症的描述不正确的是

A. 是较为常见的儿童情绪障碍

B. 可突然起病，也可隐袭起病

C. 主要表现为不能与父母或主要抚养人分开

D. 男女发病率相当

答案 D

31. 在 CCMD－3 诊断标准中，儿童分离性焦虑症的起病年龄规定为几岁之前

A. 4 岁

B. 5 岁

C. 6 岁

D. 8 岁

答案 C

32. 小明，5 岁，每天要去幼儿园时就表现为哭闹，不愿意离开父母，并且常常出现头痛、胃痛等不适，最可能的诊断是

A. 儿童恐惧症

B. 儿童抑郁症

C. 学校恐惧症

D. 儿童多动症

答案 A

33. 下列关于儿童恐惧症临床表现的说法中错误的是

A. 使儿童产生恐惧的事物和情景可以具有危险性

B. 恐惧程度与恐惧对象所具有的危险程度相当

C. 恐惧物件常是日常生活中的事物和情景

D. 患者对恐惧对象有回避行为

答案 B

34. 下列属于儿童少年期特发性情绪障碍的是

A. 孤独症

B. 儿童多动症

C. 品行障碍

D. 分离性焦虑障碍

答案 D

35. 儿童社交恐惧症不包括以下表现

A. 与陌生人交往时存在持久的焦虑

B. 对新环境感到痛苦和不适

C. 有社交回避行为

D. 害怕在公众场合演讲

答案 D

36. 下列哪项不是诊断儿童多动综合征的症状标准

A. 不注意细节，常犯漫不经心的错误

B. 双手或双足常常不安稳，或坐着时动个不停

C. 持久的活动过度，别人的要求无法使患儿显著改善

D. 学习困难，人际交往障碍

答案 D

37. 下列关于儿童多动综合征的说法中错误的是

A. 其症状严重程度受环境的影响

B. 部分存在知觉活动障碍

C. 在没有严格规范和纪律的时候，患儿和正常孩子几乎无区别

D. 大部分智力低于正常

答案 D

38. 以下关于多动综合征的说法中正确的是

A. 多动综合征的症状多数在上小学后出现

B. 大约有 60% 的患儿需要给予特殊教育

C. 多数儿童需要提供特殊的行为矫正治疗

D. 发病率方面男女比例为 4 ~9 ∶ 1

答案 D

39. 儿童多动综合征（ADHD）的病因不包括

A. 遗传因素

B. 母孕期围生期及出生后各种因素所致的脑损伤

C. 前额叶发育不成熟及神经递质代谢障碍

D. 某个基因突变

答案 D

40. 下列关于多动症遗传病因学的描述中正确的是

A. 多动症儿童同胞中的患病率与对照组相比无明显异常

B 患者父母童年期有多动和品行障碍的病史及罹患精神障碍的

情况比对照组少

C. 单卵双生子的同病率明显低于双卵双生子的同病率

D. 大部分学者倾向于认为多动症是一种多基因遗传病

答案 D

41. 多动症患儿在以下哪些场景中最难维持注意力

A. 在游乐场所玩游戏时

B. 在课堂上反复抄生字时

C. 在家里帮妈妈做家务

D. 在动物园看野生动物时

答案 B

42. 下列哪项不是多动症的临床表现

A. 别人说话时常常插话

B. 常不遵守指令，无法完成功课或其他活动中的义务

C. 言语发育落后，与人交往困难

D. 课后做作业拖拉

答案 C

43. 以下各项中哪项不是影响多动症预后的因素

A. 童年期是否合并品行障碍及对立违抗障碍

B. 智力水平特别是学习困难存在与否

C. 家庭的完整性

D. 躯体健康状况

答案 D

44. 下列关于多动症预后的说法中正确的是

A. 随年龄增长，无目的性的过度活动的水平降低

B. 有 50% 的人在青春期有犯罪行为及物质滥用

C. 成人多动症一般不伴有焦虑和抑郁

D. 成人中有 5% ~10% 的人患有多动症

答案 A

45. 下列有关儿童少年期情绪障碍的描述中错误的是

A. 病因包括生物学、心理和社会因素

B. 症状不会持续到成人
C. 特发于儿童和少年期
D. 随年龄的增长多数患者的症状缓解或消失

答案 B

46. 多动综合征不包括以下哪种表现
A. 注意力不集中
B. 任性冲动，情绪不稳定
C. 学习困难
D. 言语发育迟缓

答案 D

47. 关于短暂性抽动障碍描述不正确的是
A. 以简单运动抽动为主要表现
B. 多起病于 7～12 岁
C. 通常可受意志刻制数分钟
D. 少数可表现为简单的发声抽动

答案 B

48. 关于慢性抽动障碍的说法不正确的是
A. 症状累及广泛
B. 常累及上下肢及躯干
C. 病程往往少于 1 年
D. 可表现为简单或复杂的发声抽动

答案 C

49. 关于 Tourette 综合征说法不正确的是
A. 症状常由轻到重，由简单到复杂
B. 严重者可出现自伤行为
C. 常合并精神病性症状
D. 预后较差，可持续多年

答案 C

50. 抽动障碍最有效的治疗药物是
A. 可乐定

B. 氟哌啶醇

C. 硫必利

D. 利他林

答案 B

51. 以下哪种药物不能用于抽动障碍的治疗

A. 匹莫齐特

B. 氟哌啶醇

C. 利培酮

D. 利他林

答案 D

52. 中枢兴奋剂的适应证为

A. 抽动障碍

B. 精神发育迟滞

C. 儿童情绪障碍

D. 儿童多动症

答案 D

53. 中枢兴奋剂的药物副作用不包括

A. 头痛、失眠

B. 烦躁、易怒

C. 椎体外系副作用

D. 食欲下降

答案 C

54. 以下关于个性的叙述哪一个是错的

A. 个性的形成与先天的遗传因素和后天的环境因素都有关系

B. 个性是个体心理特征的总和

C. 个性一旦形成就不会改变

D. 童年生活经历对个性的形成有重要作用

E. 个性是一个人固定的行为模式以及在日常活动中处事待人的习惯方式

答案 C

55. 以下有关人格障碍的说法哪一条是错的

A. 人格障碍一般始于未成年时期

B. 人格障碍没有明确的起病时间，一旦形成就会一直持续到成年乃至终生

C. 人格障碍可能是精神疾病发生的素质因素之一

D. 部分人格障碍患者其症状程度在成年后有所减轻

E. 一个人原本人格正常，在遭受严重的生活事件之后个性偏离正常，也可以称为人格障碍

答案 E

56. 对异性衣着特别喜爱，反复穿戴异性服饰由此引起性兴奋，最恰当的诊断应为

A. 异装症

B. 易性症

C. 同性恋

D. 恋物症

E. 摩擦症

答案 A

57. 有关分裂样人格障碍的说法，哪一条是对的

A. 性格明显内向，回避社交，多离群独处

B. 易激惹，冲动，并有攻击行为

C. 比较关注别人对他的看法

D. 以自我为中心，强求别人满足其需要或意愿

E. 常合并智能障碍

答案 A

58. 与违法犯罪关系最为密切的人格障碍类型是

A. 偏执性人格障碍

B. 分裂样人格障碍

C. 反社会性人格障碍

D. 表演性人格障碍

答案 C

E. 强迫性人格障碍

59. 关于表演性人格障碍的特征，哪一条是错的

A. 感情用事，表情丰富但矫揉造作，爱发脾气

B. 暗示性强

C. 爱表现自己，行为夸张、做作，渴望被别人注意

D. 穷思竭虑，经常思考一些在旁人看来毫无意义的事情

E. 卖弄风情，喜爱挑逗，给人以轻浮的感觉

答案 D

60. 以下有关性心理障碍患者的说法，哪一项是对的

A. 性心理障碍患者多有人格障碍

B. 性心理障碍患者多数性欲低下，甚至不能进行正常的性生活，家庭关系往往不和谐

C. 性心理障碍患者发生违法行为，可不追究其责任

D. 性心理障碍患者对社会生活适应差

E. 性心理障碍的患者对自己的行为缺乏充分的辨认能力

答案 B

61. 以下不属于性偏好障碍的是

A. 露阴症

B. 恋物症

C. 易性症

D. 摩擦症

E. 性施虐症与性受虐症

答案 C

第十二章　精神发育迟滞

1. 精神发育迟滞是指个体在发育阶段，通常指多大年龄前精神发育迟滞或受阻

A. 12 岁

B. 14 岁

C. 16 岁

D. 18 岁

答案 D

2. WHO（1985）资料报道精神发育迟滞轻度者患病率约为

A. 1.7%

B. 3%

C. 4%

D. 5%

答案 B

3. D. own 综合征是造成精神发育迟滞的常见原因是

A. 21 对常染色体为三体而引起的疾病。

B. 18 对常染色体为三体

C. 22 号染色体为三体

D. 21 对染色体短臂部分缺失

答案 A

4. 仅次于 D. own 综合征的由常染色体改变导致的轻度智力低下为

A. 脆 X 综合征

B. Prader will 综合征

C. Turner 综合征

D. Klinefelter 综合征

答案 B

5. 常见的伴有智力低下的多基因遗传病有

A. 神经管畸形

B. Klinefelter 综合征

C. D. own 综合征

D. TurnE. r 综合征

答案 A

6. 下面哪种感染多为孕妇接触动物而导致

A. 巨细胞病毒感染

B. 单纯病毒

C. 弓形虫感染

D. 风疹病毒感染

答案 C

7. 轻度精神发育迟滞患者约占全部病例的百分之几以上

A. 85%

B. 80%

C. 75%

D. 60%

答案 A

8. 中度精神发育迟滞患者约占全部病例的

A. 10%

B. 15%

C. 20%

D. 25%

9. 重度精神发育迟滞患者约占全部病例的

A. 3% ~4%

B. 5% ~6%

C. 6% ~7%

D. 7% ~8%

答案 A

10. 下面哪种程度的精神发育迟滞患者约占全部病例的1% ~ 2%，往往具有明显的生物学病因，包括严重那个大染色体畸变和多数先天性遗传代谢病，中枢神经系统的严重畸形和躯体其他部位的畸形十分常见

A. 轻度

B. 中度

C. 重度

D. 极重度

答案 D

11. 精神发育迟滞的诊断标准中，个别性智力测验时，一般来说，智商在百分之几以下

A. 65%

B. 70%

C. 75%

D. 80%

答案 B

12. 18 岁以后任何原因所致的智力倒退都不能诊断为

A. 痴呆

B. 精神发育迟滞

C. 孤独症

D. 其他

答案 B

13. 精神发育迟滞临床四级分类中轻度者，智龄相当于

A. 9 ~ 12 岁

B. 6 ~ 9 岁

C. 3 ~ 6 岁

D. 小于 3 岁

答案 A

14. 精神发育迟滞临床四级分类中中度者，智龄相当于

A. 9 ~ 12 岁

B. 6～9岁
C. 3～6岁
D. 小于3岁

答案 B

15. 精神发育迟滞临床四级分类中重度者，智龄相当于
A. 9～12岁
B. 6～9岁
C. 3～6岁
D. 小于3岁

答案 C

16. 精神发育迟滞临床四级分类中极重度，智龄相当于
A. 9～12岁
B. 6～9岁
C. 3～6岁
D. 小于3岁

答案 D

17. 精神发育迟滞临床四级分类中轻度者，智商相当
A. 50～70
B. 55～75
C. 50～65
D. 60～80

答案 A

18. 精神发育迟滞临床四级分类中中度者，智商相当于
A. 34～50
B. 35～49
C. 35～50
D. 40～60

答案 B

19. 精神发育迟滞临床四级分类中重度者，智商相当于
A. 25～35

B. 15～34

C. 19～35

D. 24～35

答案 C

20. 精神发育迟滞临床四级分类中极重度者，智商相当于

A. 19 以下

B. 20 以下

C. 15 以下

D. 21 以下

答案 D

21. 下面哪一项是诊断精神发育迟滞的主要依据之一

A. 智力测验

B. 病史

C. 体格检查

D. 实验室检查

答案 A

22. 在临床工作中，无条件做智力测验时，可采用下面哪种方法，即按照精神发育迟滞临床表现和各级发育特征来评估患儿的发育水平

A. 临床发育评估

B. 绘人测验

C. 瑞文推理测验

D. PPVT

答案 A

23. 精神发育迟滞共患的精神分裂症以下面哪种症状为突出表现

A. 情感障碍

B. 行为障碍

C. 自知力

D. 幻觉妄想

答案 B

24. 精神发育迟滞儿童合并孤独障碍也不少见，大约百分之几的孤独症患者有智力障碍

A. 75%

B. 60%

C. 45%

D. 25%

答案 A

25. 地方性克汀病的患病率与下面哪种疾病明显相关

A. 地方甲状腺肿的患病率

B. 甲亢

C. 甲减

D. 先天性甲状腺功能不全

答案 A

26. 下面哪种疾病是一种氨基酸代谢病，是遗传代谢缺陷所致的精神发育迟滞

A. PKU

B. 呆小症

C. D. own 综合征

D. 脆性 X 综合征

答案 A

27. 预防 PKU 的根本办法是

A. 产前运用分子生物学技术进行正确诊断并适时流产

B. 早期饮食治疗

C. 药物干预

D. 适当投碘

答案 A

28. 先天性睾丸发育不全的最常见的染色体组型为

A. 47，XXY

B. 48，XXXY

C. 49，XXXXY

D. 45，0Y

答案 A

29. 精神发育迟滞在国际分类精神障碍中的编码为

A. F6

B. F7

C. F8

D. F9

答案 B

30. 心理发育障碍在国际分类精神障碍中的编码为

A. F6

B. F7

C. F8

D. F9

答案 C

31. 下列哪一种感染在胎儿时期最易引起精神发育迟滞

A. 麻疹

B. 结核

C. 伤寒

D. 痢疾

32. 精神发育迟滞的主要诊断依据是

A. 意志薄弱、富于依赖性

B. 情感变幻莫测

C. 学习能力差

D. 智力水平较同龄人低

E. 整日忙碌不停、伤人毁物

答案 D

第十三章　药物及相关治疗

1. 抗精神病药在脑部主要作用部位是

A. 脑干

B. 垂体

C. 小脑

D. 大脑皮质

E. 乳头体

答案 A

2. 抗抑郁药在脑部要主作用部位是

A. 间脑

B. 桥脑

C. 下丘脑

D. 中脑

E. 边缘系统

答案 A

3. 抗焦虑药在脑部主要作用于

A. 边缘系统

B. 间脑

C. 丘脑

D. 桥脑

E. 小脑

答案 A

4. 抗精神病药物代谢主要在体内什么脏器

A. 胃肠道

B. 肝脏

C. 肾脏

D. 肺脏

E. 泌尿道

答案 B

5. 停用抗精神病药物后在一定时间内仍可以从血中测出药物的存在，通常为

A. 1 ~2 周

B. 2 ~4 周

C. 4 ~6 周

D. 4 ~8 周

E. 4 ~12 周

答案 D

6. 以下陈述哪条不对

A. 精神障碍的躯体治疗主要包括药物治疗和电抽搐治疗

B. 药物是治疗严重精神障碍的主要措施

C. 电抽搐治疗在精神障碍急性期的治疗中具有重要地位

D. 精神障碍的药物治疗可以说仍然是对症性的、经验性的

E. 胰岛素休克和神经外科治疗等仍是治疗重性精神障碍的主要措施

答案 E

7. 按临床作用特点，治疗精神障碍的药物分类中以下哪条不对

A. 抗精神病药物

B. 脂肪胺类

C. 心境稳定剂或抗躁狂药物

D. 抗焦虑药物

E. 抗抑郁药物

答案 B

8. 以下观点哪一条不对

A. 大部分精神药物所作用的受体部位也是内源性神经递质的作用部位

B. 多数精神药物治疗指数高，用药安全

C. 长期应用某些精神药物如苯二氮卓类可导致耐受性，使药效下降

D. 单胺氧化酶抑制剂能与三环抗抑郁剂或选择性 5 - HT 再摄取抑制剂合用

E. 药物的药效学相互作用可以引发毒性不良反应

答案 D

9. 关于精神药物的代谢和排泄，以下描述哪条不对

A. 主要在肝脏代谢，导致极性增强而亲水性增加，有利于在肾脏等排泄

B. 因肝脏的药物代谢酶活性存在个体和种族差异，也受到某些合用药物的影响，故使用时应注意药物剂量的个体化和药物间的相互作用

C. 精神药物也可通过乳汁排泄，故服药的哺乳期妇女应放弃哺乳

D. 精神药物的半衰期较长，一般采用一日 1 ~2 次的给药方式即可

E. 儿童和老年人的药物剂量应比成人高

答案 E

10. 提高精神病人的药物治疗依从性，以下哪条不对

A. 掌握精神药物治疗的原则

B. 提高患者和家属对服药必要性的认识

C. 每天强迫精神病患者服药

D. 减少药物不良反应的发生

E. 长效制剂的使用

答案 C

11. 以下有关抗精神病药物的描述中哪条不对

A. 主要用于治疗精神分裂症和其他具有精神病性症状的精神障碍

B. 按药理作用可分为典型抗精神病药物和非典型抗精神病

药物

C. 典型抗精神病药物的主要药理作用为阻断中枢多巴胺 D2 受体

D. 典型抗精神病药物比非典型抗精神病药物疗效好

E. 非典型抗精神病药物的主要药理作用为 5 - HT2A 和 D2 受体阻断作用

. 答案 D

12. 有关抗精神病药物的作用机制，以下哪条不对

A. 主要通过阻断脑内多巴胺和 5 - 羟色胺受体而发挥抗精神病作用

B. 抗精神病药阻断的受体越多效果越好

C. 传统抗精神病药主要阻断 4 种受体，如 D2、a1、M1 和 H1 受体

D. 副作用的产生常是对脑内某些受体阻断作用的结果

E. 非典型抗精神病药对 5 - HT2/D2 受体有明显阻断作用

答案 B

13. 抗精神病药物阻断 5 - 羟色胺受体的描述中，下列哪项不对

A. 主要是阻断 5 - HT2A 受体

B. 苯甲酰胺类主要是通过阻断 5 - HT 受体而发挥抗精神病作用

C. 5 - HT 阻断剂具有潜在的抗精神病作用

D. 5 - HT2/D2 受体阻断比值高者，锥体外系症状发生率低

E. 5 - HT2/D2 受体阻断比值高者能改善阴性症状

答案 B

14. 抗精神病药物阻断胆碱能受体和组胺受体后，不产生的副作用是

A. 记忆障碍

B. 口干、便秘

C. 排尿困难、视物模糊

D. 镇静作用和体重增加

E. 锥体外系副作用

答案 E

15. 关于精神病患者的急性期治疗，下列描述哪项不对

A. 用药前必须排除禁忌证

B. 急性症状常在有效剂量治疗 1 ~ 2 周时就完全改善

C. 首次发作、首次起病或复发、加剧的患者的治疗均可视为急性期治疗

D. 对于合作的病人，给药方法以口服为主

E. 不合作或不肯服药的患者，常采用注射给药

答案 B

16. 关于抗精神病药物所致的急性肌张力障碍的描述，哪项不对

A. 应立即停止抗精神病药物治疗

B. 大多发生于使用传统（经典）药物治疗的患者

C. 表现为眼上翻、斜颈、面部怪相和扭曲、吐舌、角弓反张和脊柱侧弯等

D. 易被误诊为破伤风、癫痫、癔病等

E. 肌注东莨菪碱 0. 3mg 或异丙嗪 25 ~ 50mg，可即时缓解

答案 A

17. 对于抗精神病药物所致的锥体外系副作用，不对的说法是

A. 表现为运动不能、肌张力高、震颤和自主神经功能紊乱

B. 最初始的形式是运动过缓，病人表现为写字越来越小

C. 应常规应用抗胆碱能药物以防止锥体外系症状的发生

D. 体征上主要为手足震颤和肌张力增高

E. 合并使用抗胆碱能药物盐酸苯海索有助于副作用的消失

答案 C

18. 在抗精神病药物氯丙嗪的临床应用中，不正确的观点是

A. 既有较强镇静作用，又有抗幻觉、妄想作用

B. 无催乳素水平升高和皮疹等副作用

C. 口服给药多，也有注射制剂可用于快速有效地控制病人的兴奋和急性精神病性症状

D. 较易产生直立性低血压、锥体外系反应和抗胆碱能反应等副作用

E. 第一个用于治疗精神障碍的药物就是氯丙嗪

答案 B

19. 以下哪项常不作为三环类抗抑郁药物的适应证

A. 内因性抑郁

B. 神经症性抑郁

C. 反应性抑郁

D. 精神分裂症后抑郁

E. 心脏病人出现抑郁

答案 E

20. 关于三环类抗抑郁药物（TCAs）的副作用，以下哪项描述不对

A. 抗胆碱能副作用是 TCAs 治疗中最常见的副作用

B. TCAs 可以诱发癫痫

C. TCAs 的奎尼丁样作用可能与药物所致的心律失常有关

D. 超量服用或误服可发生严重的毒性反应，危及生命

E. 不引起体重增加

答案 E

21. 关于选择性 5 - HT 再摄取抑制剂（SSRIs），错误的观点是

A. 这类药物选择性抑制突触前膜对 5 - HT 的回收

B. 适应证包括抑郁症、强迫症、惊恐症和贪食症

C. 应避免与 MAOIs 等合用，否则易致 5 - HT 过多的综合征

D. 常用的有氟西汀、帕罗西汀、舍曲林、氟伏沙明和西酞普兰

E. 心血管和抗胆碱副作用较 TCAs 严重

答案 E

22. 有关碳酸锂中毒的描述，以下哪项不对

A. 肾脏疾病的影响

B. 钠摄入减少

C. 中毒不引起昏迷或死亡

D. 患者自服过量

E. 年老体弱以及血锂浓度控制不当等

答案 C

23. 关于苯二氮卓类抗焦虑药的临床应用，哪项不对

A. 可用于各型神经症的对症治疗

B. 可治疗多种原因所致的失眠

C. 长期应用不引起耐受与依赖

D. 可治疗各种躯体疾病伴随出现的焦虑、紧张、失眠

E. 可用于癫痫治疗和酒依赖患者急性戒断症状的替代治疗

答案 C

24. 关于电抽搐治疗的临床应用，错误的描述是

A. 治疗前 8 小时停服抗癫痫药和抗焦虑药等，禁食禁水 4 小时以上

B. 必要时可于治疗前 15 ~ 30 分钟皮下注射阿托品 0.5 ~ 1.0mg

C. 把专用牙垫放置于两侧上下臼齿间，同时用手紧托下颌，防止下颌脱位

D. 电极安置在大脑的非优势侧副作用较大

E. 可分为潜伏期、强直期、痉挛期和恢复期

答案 D

25. 特发性癫痫首选

A. 苯妥英钠

B. 丙戊酸钠

C. 卡马西平

D. 托吡酯

答案 B

26. 抗癫痫药物治疗的原则

A. 一次大剂量控制癫痫发作

B. 小剂量开始，逐渐加药

C. 为了更好地控制癫痫发作，最好联合用药

D. 抗癫痫药物剂量靠血药浓度来决定

答案 B

27. 调整抗癫痫药物的原则

A. 增药要快，减药也要快

B. 增减药物同时进行，在增加新药的同时，减少原来的药物

C. 服用原有药物不变，添加另一种药物，待控制后再逐一渐减原药

D. 只要癫痫控制长达半年，便可考虑减药

答案 C

28. 哪类抗精神病药物容易诱发癫痫发作

A. 酚噻嗪类

B. 硫杂蒽类

C. 丁酰苯类

D. 呱嗪类

答案 A

29. 精神分裂症首次发病或缓解后复发的患者，抗精神病药物治疗力求系统和充分，急性期治疗一般疗程为

A. 2～4 周

B. 4～6 周

C. 6～8 周

D. 8～10 周

E. 10～12 周

答案 D

30. 精神分裂症急性期药物治疗，氟哌啶醇成人治疗剂量一般为

A. 6～12mg/d

B. 8～16mg/d

C. 12 ~ 20mg/d

D. 16 ~ 24mg/d

E. 20 ~ 30mg/d

答案 C

31. 使用氯氮平治疗，预防出现粒细胞减少甚至缺乏的副作用，需要定期检测，治疗开始两个月，通常需多长时间检测一次血常规

A. 1 周

B. 2 周

C. 3 周

D. 4 周

E. 2 月

答案 A

32. 利培酮是哪些受体的平衡拮抗剂

A. 5 - HT1/D1 受体

B. 5 - HT2/D2 受体

C. 5 - HT1/D2 受体

D. 5 - HT2/D1 受体

E. 5 - HT3/D2 受体

答案 B

33. 奥氮平成人治疗剂量一般为

A. 5 ~ 10mg/d

B. 5 ~ 15mg/d

C. 5 ~ 20mg/d

D. 10 ~ 30mg/d

E. 215 ~ 30mg/d

答案 C

34. 第二代新型抗精神病药物药理作用不仅限 D2 受体，同时主要还作用于下列哪一个受体

A. 5 - HT1 受体

B. 5－HT2 受体

C. 5－HT3 受体

D. 5－HT4 受体

E. 5－HT5 受体

答案 B

35. 精神分裂症维持治疗的时间一般在症状缓解后不少于

A. 半年

B. 1 年

C. 2 年

D. 3 年

E. 5 年

答案 C

36. 关于氯丙嗪正确的是

A. 镇静作用弱

B. 主要用于分裂症、双相障碍、精神运动性兴奋

C. 对各种幻觉妄想疗效好

D. 常用量 300～600mg/d

答案 D

37. 关于奋乃静正确的是

A. 属呱啶类

B. 镇静作用强于氯丙嗪

C. 常用量 30～60mg/d

D. 对内脏毒副作用大

答案 C

38. 关于药物剂量与受体占有率不正确的是

A. 氟哌啶醇 3mg，D2（82%）

B. 氯丙嗪 100mg，D2（80%）

C. 舒必利 400mg，D2（74%）

D. 氯氮平 300mg，D2（93%）

答案 D

39. D2 受体阻断的效应正确的是

A. 中脑－边缘系统与抗精神病作用有关

B. 黑质－纹状体通路产生高催乳素血症

C. 结节－漏斗通路引起 EPS

D. 使 HVA 下降

答案 A

40. 关于典型抗精神病药物，正确的是

A. 典型药物有中枢性止呕作用

B. 氯丙嗪单独使用可致体温下降

C. 常规剂量氯丙嗪加强杏仁核自发放电，常导致癫痫

D. 多数药直接作用于垂体前叶，导致内分泌异常

答案 A

41. 以下药代学特征不正确的是

A. 奋乃静、氟哌啶醇血浆蛋白结合率均高

B. 奋乃静半衰期 8～21 小时

C. 氟哌啶醇半衰期 30 小时

D. 氟哌啶醇服后 12 小时血药浓度 2～18ng/ml

答案 C

42. 抗精神病药物禁忌症，错误的是

A. 严重心、肝、肾、血液系统疾病

B. 中枢抑制或昏迷

C. 老年人、孕妇、儿童绝对禁用

D. 急性肝炎

答案 C

43. 关于抗精神病药物换用，不正确的是

A. 一般应该足够剂量，充分疗程（6～8 周），无效才考虑换药

B. 必须完全停用原药才能换新药物

C. 可以在新药物加至治疗量后再减用原药物

D. 可以采用间隔换药、无间隔换药、部分重叠换药、完全重

叠换药等多种方法

答案 B

44. 关于联合用药不正确的是

A. 应尽可能单一用药，联合用药的唯一目的是增加疗效

B. 典型抗精神病药物可与非典型药物联用

C. 抗精神病药物可与苯二氮卓类、抗抑郁剂联用

D. 抗精神病药物与抗抑郁剂、抗胆碱能药长期大剂量联用可加重口干、便秘、排尿困难

答案 A

45. 关于典型抗精神病药物致药源性帕金森综合征不正确的是

A. 多在用药 2 周后出现，发生率约 30%

B. 为意向性震颤

C. 有运动减少

D. 有流涎、多汗、皮脂溢出

答案 B

46. 关于典型抗精神病药物致静坐不能不正确的是

A. 多发生在用药 1 ~ 2 周，发生率 50% 以上

B. 患者均有坐起躺下，来回走动表现

C. 可表现焦虑、易激惹、恐惧、烦躁

D. 严重者冲动自杀，应注意与精神症状加剧鉴别

答案 B

47. 关于急性肌张力障碍，不正确的是

A. 常在用药 1 周内或第一次用药后发生

B. 儿童、青少年多见

C. 症状持续数秒至数小时，不会反复出现

D. 可累计全身可肌群

答案 C

48. 以下急性 EPS 处理不正确的是

A. 急性肌张力障碍可予东莨菪碱 0. 3mg 肌注或苯海拉明 20mg 肌注或异丙嗪 25 ~ 50mg 肌注

B. 药源性帕金森症可予安坦或心得安

C. 静坐不能可予苯二氮卓类药物

D. 可换用非典型药物

答案 B

49. 抗精神病药物所致镇静不正确的是

A. 与抑制网状上行启动系统、中脑边缘系统有关

B. 与 H1 受体、α1 受体、Ach 受体阻断有关

C. 氯氮平、氯丙嗪、奥氮平最明显

D. 重者应减药

答案 A

50. 关于中枢抗胆碱能综合征，不正确的是

A. 无意识障碍

B. 多见于服药初期、药量剧增或骤减、换药、多种药物合用、合用三环类抗抑郁药、抗胆碱能药、合并器质性疾病

C. 可有脉速、出汗、震颤、构音不清

D. 一般无发热

答案 A

51. 胃肠道反应错误的是

A. 口干、恶心呕吐、腹泻、便秘、食欲减退、上腹胀

B. 不好导致麻痹性肠梗阻

C. 可有一过性谷丙转氨酶升高，多无症状，可自行恢复，可用保肝药

D. 胃肠道反应可自行消失，严重时减药停药，应定期查肝功能

答案 B

52. 对第二代抗精神病药物的描述，正确的是

A. 能够有效地控制精神分裂症的阴性症状

B. 除能拮抗中枢神经系统多巴胺受体外，还能拮抗中枢去甲肾上腺素受体

C. 在治疗精神病的阳性症状方面不如传统的抗精神病药物

D. 多数药物锥体外系副作用相对较多但其他副作用较少

E. 主要包括泰尔登、氯氮平、利培酮

答案 A

53. **对轻、中度抑郁发作治疗一般首选**

A. MAOIs

B. 电休克治疗

C. SSRIs

D. 抗精神病药

E. 锂盐

答案 C

54. **躁狂发作患者住院治疗，为了加速控制急性期病情，首选**

A. 锂盐

B. 氯丙嗪或氟哌啶醇

C. 地西泮

D. 卡马西平

E. 丙戊酸钠

答案 B

55. **碳酸锂重度中毒时治疗措施不正确的是**

A. 减少碳酸锂剂量

B. 停用碳酸锂

C. 补液

D. 透析

E. 利尿

答案 A

56. **躁狂急性发作期碳酸锂的治疗血浓度为**

A. 0.4mmol/L～0.7mmol/L

B. 0.8mmol/L～1.2mmol/L

C. 1.3mmol/L～1.9mmol/L

D. 2mmol/L～2.2mmol/L

E. 2.3mmol/L～2.8mmol/L

答案 B

57. 抗精神病药应用原则为

A. 一次大剂量

B. 一次小剂量

C. 从小剂量开始，逐渐加至治疗量

D. 持续大剂量

E. 持续小剂量

答案 C

58. 抗精神病药加到治疗量所需时间通常为

A. 3 天左右

B. 7 天左右

C. 2 周左右

D. 3 周左右

E. 4 周

答案 B

59. 抗精神病药物，下列给药方法属于不正确的是

A. 口服

B. 肌肉注射

C. 皮下注射

D. 静脉滴入

E. 直肠栓入

答案 C

60. 抗精神病药氯丙嗪每天常用治疗量为

A. 50 ~ 100mg

B. 100 ~ 200mg

C. 200 ~ 300mg

D. 300 ~ 600mg

E. 600 ~ 800mg

答案 D

61. 判断抗精神病药物无效通常所需时间为

A. 1 周

B. 2 周

C. 3 周

D. 4 周

E. 5 周

答案 D

62. **通常氯丙嗪肌肉注射一次量为**

A. 12mg

B. 25mg

C. 50mg

D. 75mg

E. 100mg

答案 D

63. **氯丙嗪静脉给药时，500ml 中最大量为**

A. 50mg

B. 100mg

C. 150mg

D. 200mg

E. 250mg

答案 D

64. **有下列情况时禁用抗精神病药**

A. 糖尿病

B. 心脏疾病

C. 药物过敏

D. 癫痫

E. 肺脑综合征

答案 C

65. **兴奋躁动病人肌肉注射氯丙嗪后发挥镇静作用较快，通常为**

A. 10min 左右

B. 20min 左右

C. 30min 左右
D. 60min 左右
E. 120min 左右

答案 C

66. 抗精神病药最常见的不良反应为
A. 口干
B. 便秘
C. 视力模糊
D. 肥胖
E. 锥体外系症状

答案 A

67. 氯丙嗪等抗精神病药应用可能引起体位性低血压，机理为
A. 阻断 5－羟色胺受体
B. 阻断多巴胺受体
C. 阻断 β－肾上腺素能受体
D. 阻断 α－肾上腺素能受体
E. 阻断胆碱能受体

答案 D

68. 抗精神病药应用后，锥体外系的不良反应有急、慢性之分，慢性为
A. 静坐不能
B. 迟发性运动障碍
C. 急性肌张力障碍
D. 帕金森综合征
E. 两眼上翻

答案 B

69. 迟发性运动障碍时，不能用安坦治疗，因为该障碍是
A. 多巴胺受体阻断
B. 多巴胺受体不敏感
C. 多巴胺受体超敏

D. 多巴胺活动能减退

E. 去甲肾上腺素受体过敏

答案 C

70. 抗精神病药最常见的不良反应为

A. 体位性低血压

B. 锥体外系不良反应

C. 皮肤过敏

D. 肝脏损害

E. 以上都对

答案 E

71. 碳酸锂经肾脏排泄和重吸收，约多少被肾吸收

A. 30%

B. 50%

C. 60%

D. 80%

E. 90%

答案 D

72. 碳酸锂的治疗浓度和中毒浓度较接近，故常需测血锂浓度，你知道碳酸锂的治疗血浓度是多少

A. 0.6 ~0.8mmol/L

B. 0.9 ~1.2mmol/L

C. 1.5 ~2.0mmol/L

D. 2 ~2.5mmol/L

E. 2.5 ~3.5mmol/L

答案 B

73. 关于碳酸锂应用，下列何为正确

A. 一般不要测定血锂浓度

B. 可出现中毒，但不会死亡

C. 一般副反应为恶心、呕吐、腹泻，共济失调

D. 从肾排泄而不重吸收

E. 对躁郁症的复发有预防作用

答案 E

74. 目前治疗强迫症的方法有

A. 精神（心理）治疗

B. 行为治疗

C. 药物治疗

D. 精神外科治疗

E. 以上都对

答案 E

75. 有下情况都禁用三环类抗抑郁药

A. 溃疡病

B. 青光眼

C. 甲状腺功能减退

D. 老年痴呆

E. 肝脏疾病

答案 B

76. 苯二氮卓类最常用的药物是

A. 安定

B. 利眠宁

C. 氯硝安定

D. 舒乐安定

E. 甲唑安定（阿普唑仑）

答案 A

77. 目前最常用的抗焦虑药为

A. 三环类抗抑郁药

B. 舒必利

C. 丙二醇类

D. 苯二氮卓类

E. 氯丙嗪

答案 D

78. 抗焦虑药的主要适应证为

A. 抑郁症

B. 神经症

C. 精神分裂症

D. 癫痫

E. 人格障碍

答案 B

79. 抗焦虑药物主要作用为

A. 精神松弛

B. 肌肉松弛

C. 精神和肌肉都松弛

D. 阻断多巴胺受体

E. 阻断 5 – 羟色胺受体

答案 C

80. 电抽搐的最佳适应证为

A. 兴奋躁动

B. 拒食

C. 木僵

D. 违拗

E. 抑郁自杀

答案 E

81. 导致白细胞减少较为严重的抗精神病药物是

A. 氯丙嗪

B. 氯氮平

C. 奋乃静

D. 氟哌啶醇

E. 利培酮

答案 B

82. 精神药物治疗开创于 20 世纪何年代

A. 20 年代

B. 30 年代

C. 40 年代

D. 50 年代

E. 60 年代

答案 D

83. 精神（心理）治疗的主要适应证是

A. 神经症

B. 抑郁症

C. 躁狂症

D. 精神分裂症

E. 精神发育不全

答案 E

84. 从事特殊心理治疗的人员应为

A. 具有医师资格者

B. 心理学本科毕业者

C. 经过特殊心理治疗培训的医师和心理学工作者

D. 经过特殊心理治疗培训的各级人员

E. 具有一定学历或自学成才者

答案 C

85. 某女性患者，25 岁，诊断为癔症性抽搐发作。按照精神分析的观点，患者的症状是对心理冲突“压抑”（或浅抑）而导致的，这种心理防御过程是

A. 有意识的

B. 潜意识的

C. 有计划的

D. 有目的的

E. 没考虑后果

答案 B

86. 下列哪种情况不适用于特殊的心理治疗

A. 精神分裂症急性期的幻觉妄想状态

B. 儿童和青少年的行为问题
C. 恶劣心境
D. 强迫症
E. 恐怖症

答案 A

87. 在开始心理治疗时，哪项最重要
A. 认真记录病人的谈话
B. 树立治疗者的权威性
C. 为病人提供治愈疾病的保证
D. 制造神秘气氛，使病人容易相信
E. 建立信任感

答案 E

88. 心理治疗中治疗者与被治疗者的关系应是
A. 相互促进的关系
B. 职业性关系
C. 亲密无间的关系
D. 互助关系
E. 盈利关系

答案 A

89. 心理治疗时下列哪种态度是不可取的
A. 在任何情况下都遵守职业道德
B. 在任何情况下都尊重患者的人格
C. 在任何情况下都严守保密的原则
D. 在任何情况下都严格地执行原治疗计划
E. 在任何情况下都强调医患关系的重要性

答案 D

90. 心理治疗理论发展的趋向是
A. 精神分析理论
B. 行为主义
C. 人本主义

D. 通用理论
E. 认知理论

答案 D

91. 认知疗法的基本观点是

A. 情绪决定认知和行为
B. 行为决定情绪和认知
C. 情绪、行为与认知互为因果
D. 认知决定情绪和行为
E. 行为与认知关系不大

答案 D

92. Beck 的认知治疗，首先是对哪种病人进行研究的

A. 人格障碍
B. 躁狂症
C. 抑郁症
D. 强迫症
E. 精神分裂症

答案 C

93. 厌恶疗法的原理是

A. 心理防御机制
B. 交互抑制
C. 人本主义
D. 自我强化
E. 条件反射

答案 E

94. 操作性条件反射的发现者是

A. 巴甫洛夫
B. 森田正马
C. 弗洛伊德
D. 华生
E. 斯金纳

答案 E

95. 系统脱敏疗法的最佳适应证是

A. 恐惧症

B. 神经衰弱

C. 抑郁症

D. 精神分裂症

E. 躁狂症

答案 A

96. 以下哪项不是厌恶疗法的适应证

A. 酒瘾

B. 恐惧症

C. 窥阴癖

D. 同性恋

E. 烟瘾

答案 B

97. 对场所恐惧症的患者进行心理治疗时，先让患者回想哪些场合可引起紧张或恐惧，并按严重程度划分等级，然后按等级（由轻至重）逐步接近这些场合，同时进行放松训练，使患者对这些场合的恐惧逐步减轻。此种疗法称为

A. 暴露疗法

B. 系统脱敏

C. 冲击疗法

D. 认知行为疗

E. 行为矫正疗法

答案 B

98. 以下哪条不是行为治疗的基本理论

A. 学习理论

B. 强化作用

C. 经典条件反射

D. 操作性条件反射

E. 人本主义理论

答案 E

99. 下面哪些内容不是对行为治疗的描述

A. 基于实验心理学的成果
B. 关注病人对事物的理解
C. 帮助病人消除不良行为
D. 促进良好行为的产生
E. 可操作性相对较强

答案 B

100. 心理治疗和心理咨询主要的区别在于

A. 针对对象有侧重
B. 使用技术不同
C. 目的不同
D. 流派不同

答案 A

101. 分析性心理学的理论基础为

A. 认知学
B. 行为主义
C. 人本主义
D. 精神分析

答案 D

102. 认知心理治疗的着眼点在

A. 分析深度的原因
B. 认知的修正
C. 行为的改变
D. 自我实现

答案 B

103. 行为治疗的着眼点在

A. 分析深度的原因
B. 认知的修正
C. 行为的改变
D. 自我实现

答案 C

104. 人际性心理治疗的着眼点在

A. 分析深度的原因

B. 认知的修正

C. 人际关系

D. 自我实现

答案 C

105. 精神分析是由下面哪一位创建的心理治疗法

A. 荣格

B. 阿德勒

C. 霍尼

D. 弗洛伊德

答案 D

106. 原我之精神分析产生的年代为

A. 18 世纪

B. 19 世纪

C. 20 世纪初

D. 20 世纪中

答案 B

107. 新精神分析产生的年代为

A. 18 世纪

B. 19 世纪

C. 20 世纪初

D. 20 世纪中

答案 C

108. 新精神分析产生的学术背景是

A. 进化论

B. 相对论

C. 社会心理学

D. 系统论

答案 B

109. 新精神分析产生的社会环境是

A. 法国大革命

B. 文艺复兴

C. 维也纳传统社会

D. 美国新大陆

答案 D

110. 新精神分析的基本学说是

A. 精神因果决定论

B. 潜意识的精神境界

C. 文化与人际关系

D. 对象关系

答案 C

111. 自我之精神分析病理解释是

A. 精神因果决定论

B. 潜意识的精神境界

C. 人际关系适应障碍

D. 对象发展关系障碍

答案 D

112. 原我精神分析的治疗技巧是

A. 催眠法

B. 移情的分析

C. 阻抗的处理

D. 认知的改变

答案 A

113. 精神分析理论中依据“快乐原则”行事的人格结构是

A. 超我

B. 自我

C. 本我

D. 以上都不对

答案 C

114. 精神分析理论中依据“至善原则”行事的人格结构是

A. 超我

B. 自我

C. 本我

D. 以上都不对

答案 A

115. 支持性心理治疗的理论基础是

A. 认知理论

B. 学习理论

C. 应激与挫折的一般观念

D. 系统论

答案 C

116. 支持心理治疗实施的关键在于

A. 治疗技巧如何

B. 病人的个性特征

C. 治疗者与病人建立良好的关系

D. 治疗者的性格特征

答案 C

117. 认知疗法的创始人是

A. Beck

B. Ellis

C. Meichenbaum

D. Horney

答案 A

118. 在缺乏事实的情况下，武断地做出结论，这种认知歪曲被称为

A. 任意的推断

B. 选择性概括

C. 两极式思维

D. 过分概括化

答案 A

119. **仅仅根据个别细节，不考虑其他的有关信息，就对整个事件做出结论，这种认知歪曲被称为**

A. 任意的推断

B. 选择性概括

C. 两极式思维

D. 非黑即白

答案 B

120. **把生活看得要么是全对，要么全错，这种认知歪曲被称为**

A. 任意的推断

B. 非黑即白

C. 两极式思维

D. 过分概括化

答案 B

121. **夸大自己的错误，贬低自己的优点，这种认知歪曲被称为**

A. 任意的推断

B. 非黑即白

C. 过分夸大或过分缩小

D. 过分概括化

答案 C

122. **在缺乏相应联系的情况下，把外部事件的发生全归因于自己，主动为他人的过失承担责任，这种认知歪曲被称为**

A. 任意的推断

B. 非黑即白

C. 过分夸大或过分缩小

D. 个人化

答案 D

123. **担心发胖或体型不美**

A. 抑郁症

B. 贪食症
C. 神经性厌食
D. 偏执状态

答案 C

124. **担心自己患有严重的疾病**
A. 疑病症
B. 社交恐怖症
C. 惊恐发作
D. 偏执状态

答案 A

125. **行为主义中条件反射的创始人是**
A. 谢切诺夫
B. 巴甫洛夫
C. 华生
D. 斯金纳

答案 B

126. **提出“所有动物和人类的行为实质上都是反射”的学者是**
A. 谢切诺夫
B. 巴甫洛夫
C. 华生
D. 斯金纳

答案 A

127. **认为无论如何复杂的人类行为都是学习的结果的学者是**
A. 谢切诺夫
B. 巴甫洛夫
C. 华生
D. 斯金纳

答案 C

128. **提出强化作用的代表人物是**
A. 桑代克

B. 巴甫洛夫
C. 华生
D. 斯金纳

答案 A

129. 操作性条件反射的代表人物是
A. 桑代克
B. 巴甫洛夫
C. 华生
D. 斯金纳

答案 D

130. 系统脱敏的基本步骤中不包括
A. 学习放松技巧
B. 签订咨询协议
C. 建构焦虑等级
D. 逐级系统脱敏

答案 B

131. 建构焦虑等级时，应当避免的是
A. 求助者说出引起焦虑的事件或情景
B. 将引起焦虑的事件或情景排序
C. 给引起焦虑的事件或情景打分
D. 咨询师说事件或情景指定焦虑等级

答案 D

132. 系统脱敏疗法主要用于治疗
A. 恐惧症
B. 抑郁症
C. 精神分裂症
D. 双相情感障碍

答案 A

133. 冲击疗法的另一名称是
A. 满灌疗法

B. 现实疗法

C. 系统疗法

D. 想象疗法

答案 A

134. **冲击疗法主要用于治疗**

A. 双相情感障碍

B. 抑郁症

C. 精神分裂症

D. 恐惧症

答案 D

135. **预防法主要用于治疗**

A. 强迫症

B. 抑郁症

C. 精神分裂症

D. 双相情感障碍

答案 A

136. **厌恶疗法的基本原理是**

A. 经典性条件反射

B. 操作性条件反射

C. 模仿学习

D. 顿悟

答案 A

137. **厌恶疗法的厌恶刺激必须是**

A. 意外的

B. 柔和的

C. 强烈的

D. 快速的

答案 C

138. **实施厌恶疗法时，应注意使厌恶体验出现在不良行为**

A. 之前

B. 之后

C. 同时

D. 前后

答案 C

139. **厌恶疗法对靶症状的要求是**

A. 复杂，但具体

B. 单一，具体

C. 多样，但同类

D. 多样，不同类

答案 B

140. **适合慢性精神分裂症的行为疗法为**

A. 阳性强化法

B. 系统脱敏

C. 厌恶疗法

D. 生物回馈

答案 A

141. **在自我控制法中，起关键作用的是**

A. 治疗师

B. 家人

C. 病人本人

D. 环境

答案 C

142. **因多次重复一个动作后引起积累性的抑制，称之为**

A. 阳性强化法

B. 系统脱敏

C. 厌恶疗法

D. 消极练习法

答案 D

143. **模仿法最适用于**

A. 老年人

B. 中年人

C. 青年人

D. 儿童

答案 D

144. 认知行为疗法多应用于

A. 双相情感障碍

B. 抑郁症

C. 精神分裂症

D. 癔症

答案 B

145. 生物回馈疗法的适应证不包括

A. 各种睡眠障碍

B. 紧张性头痛

C. 焦虑性神经症

D. 急性期精神病患者

答案 D

146. 家庭治疗的理论基础是

A. 认知理论

B. 精神分析

C. 系统论

D. 人本主义

答案 C

147. 最早倡导家庭治疗的代表人物是

A. Ackerman

B. Ellis

C. Meichenbaum

D. Horney

答案 A

148. 家庭治疗者认为个人表现的症状实际是

A. 个人的认知歪曲

B. 潜意识的压抑
C. 家庭里的人际关系问题
D. 自我实现问题

答案 C

149. 森田认为神经质发病的基础为
A. 多疑素质
B. 偏执素质
C. 疑病素质
D. 强迫素质

答案 C

150. 森田提出的死的恐怖又可以称之为
A. 焦虑
B. 偏执
C. 恐惧
D. 抑郁

答案 A

151. 森田认为，对疾病症状的发展起重要作用的是
A. 疑病素质
B. 精神交互作用
C. 生的欲望
D. 死的恐怖

答案 B

152. 促使精神交互作用发生、持续下去的动力机制是
A. 疑病素质
B. 思想矛盾
C. 生的欲望
D. 死的恐怖

答案 B

153. 森田疗法的住院治疗分为几个期
A. 两个期

B. 三个期

C. 四个期

D. 五个期

答案 C

154. 除进食和大小便外，其他几乎绝对卧床，属于森田疗法住院治疗的

A. 第一期

B. 第二期

C. 第三期

D. 第四期

答案 A

155. 禁止交际、谈话和外出，卧床时间限制在 7 ~ 8 小时，白天可以到户外去接触空气阳光，属于森田疗法住院治疗的

A. 第一期

B. 第二期

C. 第三期

D. 第四期

答案 B

156. 可以随意选择各种体力劳动，属于森田疗法住院治疗的

A. 第一期

B. 第二期

C. 第三期

D. 第四期

答案 C

157. 开始进行适应外界变化的训练，属于森田疗法住院治疗的

A. 第一期

B. 第二期

C. 第三期

D. 第四期

答案 D

158. 门诊式森田治疗的原则是

A. 倾诉情绪

B. 认知纠正

C. 顺其自然

D. 探讨潜意识

答案 C

159. 新森田治疗的时间大概为

A. 1 个月

B. 2 个月

C. 3 个月

D. 4 个月

答案 C

第十四章　自杀行为与精神科相关法律

1. **以下陈述哪条不对**

A. 现代社会中，自杀已成为人类的10大死因之一

B. 自杀未遂者10~20倍于自杀死亡者

C. 自杀对社会和家庭均带来沉重的影响

D. 自杀是一个重要的公共卫生和社会问题

E. 全世界每年有约800万人死于自杀

答案 E

2. **以下有关自杀的概念哪条不对**

A. 自杀是“有意或者故意伤害自己生命的行动”

B. 自杀者把自杀行动看作是解决某种问题的最好办法

C. 自杀是有意的自我伤害导致的死亡

D. 广义的自杀论者则认为自杀是指有害于生命的一切人类行为

E. 广义的自杀论者认为意识障碍者的自伤或自杀，因其行为失去控制力，不应作为自杀

答案 E

3. **有关自杀的流行病学资料哪条不对**

A. 世界各国主要以死亡统计数字来推断自杀死亡率

B. 新近的统计表明，自杀率最高的国家是匈牙利，每年达30人/10万人以上，而最低的是冰岛、西班牙等国，每10万人口每年少于5人

C. 据1982年全国精神疾病流行学研究资料估计，中国城乡自杀率约为每十万人口每年8.5人

D. 在我国，总的来说，城市人口的自杀率高于农村人口

E. 我国的研究表明，男女两性的自杀率相当接近

答案 D

4. 有关自杀的流行病学资料哪条不对

A. 自杀率一般随年龄的增加而增加的，男、女自杀死亡的高峰年龄分别为45岁和55岁左右

B. 青少年因躯体疾病的发生率低，自杀是最主要的死因之一

C. 在老年人的死亡原因中自杀所占的比例虽因躯体疾病的增加而降低，但其自杀率还是高于青壮年

D. 研究发现，自杀意念和自杀未遂在少年儿童中非常少见

E. 在自杀死亡者中，采用暴力性手段比较多，而自杀未遂者则相反。男性采用暴力手段自杀者多于女性

答案 D

5. 自杀者的心理特征哪一条是错的

A. 自杀者一般采用非此即彼和以偏概全的思维模式来分析处理问题，易走极端

B. 自杀者一般缺乏解决困难的技巧，应付应激机制单调生硬，缺乏耐心

C. 自杀者易于将遇到的问题归因于命运的安排，相信问题所带来的痛苦是不能忍受的，是无法解决的，是不可避免的

D. 自杀者对人、对事、对已、对社会均倾向于从阴暗面看问题，常缺乏持久而广泛的社会支持资源

E. 个别自杀者表现为不稳定、不成熟的神经质倾向，常以冲动性的行为如酗酒，过量服药，自伤自残等来发泄自己的情绪

答案 E

6. 一般认为以下哪项不是自杀高危人群

A. 抑郁症患者

B. 精神分裂症患者

C. 反社会型人格障碍患者

D. 精神活性物质滥用者

E. 神经症患者

答案 E

7. 以下有关自杀的危险信号哪一条是对的

A. 表明想自杀的人通常不会自杀

B. 由于想自杀的人大多有精神异常，故应及早接受系统的抗精神病药物治疗

C. 自杀危机过后，情况转好，自杀的危险性依然存在

D. 不能与有自杀可能性的人谈自杀

E. 有自杀行为的人都是想死的

答案 C

8. 每年全球自杀死亡人数约多少人

A. 500 万左右

B. 300 万左右

C. 400 万左右

D. 200 万左右

答案 D

9. 自杀未遂的定义是

A. 想要自杀，但无实际行动者

B. 采取自杀行动，并成功者

C. 采取自杀行动，但未成功者

D. 扬言要自杀者

答案 C

10. 准自杀是指

A. 想要自杀，但无实际行动者

B. 非致死性意向的自我损伤行为

C. 采取自杀行动，但未成功者

D. 扬言要自杀者

答案 B

11. 自杀意愿是指

A. 想要自杀，但无实际行动者

B. 采取自杀行动，并成功者

C. 采取自杀行动，但未成功者

D. 扬言要自杀者

答案 A

12. 下面关于自杀描述错误的是

A. 自杀是人类独有的行为

B. 其他动物也有自杀现象

C. 原始人就有自杀行为了

D. 每个时代的自杀背景是不同的

答案 A

13. 下列哪个国家的自杀率最高

A. 伊朗

B. 美国

C. 白俄罗斯

D. 中国

答案 C

14. 自杀率最高的年龄阶段是

A. 儿童

B. 青少年

C. 中年

D. 老年

答案 D

15. 下列关于自杀率描述错误的是

A. 我国城市自杀率的性别差异不明显

B. 医生和作家自杀率高

C. 教育水平与自杀率呈负相关

D. 经济状况与自杀呈负相关

答案 D

16. 关于自杀的方法，下面描述正确的是

A. 西方人常用的自杀方法为自缢和溺水

B. 东方社会以枪击和煤气中毒较多

C. 炭烧法自杀者日见增多

D. 欧洲国家服用有机磷杀虫剂自杀者多见

答案 C

17. **自杀人群中与攻击和冲动相关的神经递质的改变是**

A. 低水平的 5 – HT

B. 低水平的 DA

C. 高水平的 DA

D. 低水平的 NE

答案 A

18. **与焦虑相关的神经递质是**

A. 5 – HT

B. DA

C. 氨基丁酸

D. NE

答案 D

19. **下列哪种精神疾病的自杀率最高**

A. 抑郁障碍

B. 物质依赖

C. 精神分裂症

D. 人格障碍

答案 A

20. **抑郁症自杀占全部精神障碍的百分比是**

A. 15%

B. 25%

C. 35%

D. 45%

答案 B

21. **重性抑郁症的终身自杀风险为**

A. 15%

B. 19%

C. 25%

D. 30%

答案 B

22. 自知力和自杀行为的相关性，下列描述正确的是

A. 患者觉知自己有病者有较大的自杀风险

B. 患者不知自己有病者有较大的自杀风险

C. 恢复自知力的患者，可以减少对其自杀的干预

D. 不知有病者，易于发展绝望

答案 A

23. 下列关于神经症的自杀，描述错误的是

A. 焦虑症的自杀风险低

B. 抑郁症和焦虑症共病会增加自杀风险

C. 仅有惊恐障碍而无抑郁很少发生自杀

D. 强迫症的自杀率不高

答案 A

24. 东方民族常用的自杀方式是

A. 枪击和煤气中毒

B. 炭烧法

C. 自缢和溺水

D. 服用过量药物

答案 C

25. 西方民族常用的自杀方式是

A. 服用过量药物

B. 炭烧法

C. 自缢和溺水

D. 枪击和煤气中毒

答案 D

26. 亚洲国家农村常用的自杀方式是

A. 用过量药物

B. 炭烧法

C. 自缢和溺水

D. 服用有机磷杀虫剂

答案 D

27. 下列关于表演性人格障碍患者自杀描述错误的是

A. 这类人在遭到应激时，可发生自杀恐吓或自杀未遂

B. 多见男性

C. 目的是为了获得周围人的关注

D. 晚年常孤独，抑郁

答案 B

28. 关于精神病药物与自杀的关系，下列描述不正确的是

A. 精神药物科技通过改善精神异常减低自杀率

B. 氯氮平有抗自杀效应

C. 过早通用抗抑郁药会导致患者自杀

D. 抗抑郁药物改善抑郁症的运动迟滞后，自杀危险性下降

答案 D

29. 躯体疾病出现自杀主要与下列哪项有关

A. 躯体疾病并发抑郁

B. 躯体疾病本身的症状

C. 经济上的压力

D. 对治疗的担心

答案 A

30. 亨廷顿舞蹈症的自杀风险与下面哪项有关

A. 疾病的严重程度

B. 疾病阶段

C. 性别

D. 年龄

答案 A

31. 个体对应激的反应和适应最关键的因素是

A. 个体对挫折的看法和感受

B. 应付困难的能力

C. 支持资源的多少

D. 应激的严重与否

答案 D

32. 自杀的一级预防指的是

A. 对处于自杀边缘的人进行干预

B. 对曾有自杀未遂的人防止再次发生

C. 预防自杀倾向的发生

D. 帮助个人渡过自杀危机，恢复正常生活

答案 C

33. 自杀的二级预防指的是

A. 对处于自杀边缘的人进行干预

B. 对曾有自杀未遂的人防止再次发生

C. 预防自杀倾向的发生

D. 帮助个人渡过自杀危机，恢复正常生活

答案 A

34. 自杀的三级预防指的是

A. 对处于自杀边缘的人进行干预

B. 对曾有自杀未遂的人防止再次发生

C. 预防自杀倾向的发生

D. 帮助个人渡过自杀危机，恢复正常生活

答案 B

35. 危机干预属于几级预防

A. 一级

B. 二级

C. 三级

D. 四级

答案 B

36. 开展自杀预防的关键是

A. 新闻媒体

B. 民众自身

C. 医院

D. 小区介入

答案 D

37. 亲子关系的家庭暴力攻击对象主要是

A. 父亲

B. 爷爷

C. 奶奶

D. 母亲

答案 D

38. 关于有家庭暴力的家庭状况下列描述错误的是

A. 单亲

B. 父亲长期在外地工作

C. 父亲是家中的权威

D. 母亲在家中处在支配地位

答案 C

39. 孩子对家长暴力产生的主要原因是

A. 父母过分冷漠

B. 母亲或父母对孩子过度保护

C. 父母常打骂小孩

D. 母亲常不在家

答案 B

40. 实施家庭暴力的青少年的性格特点下列错误的是

A. 性格外向

B. 较强的不安全感

C. 自我中心

D. 缺乏责任感

答案 A

41. 家庭内亲子关系产生的暴力升级的原因是

A. 父母的打骂

B. 孩子的个性问题

C. 社会原因

D. 父母的袒护

答案 D

42. 自杀者的心理特征哪一条是错的

A. 自杀者一般采用非此即彼和以偏概全的思维模式来分析处理问题，易走极端

B. 自杀者一般缺乏解决困难的技巧，应付应激机制单调生硬，缺乏耐心

C. 自杀者易于将遇到的问题归因于命运的安排，相信问题所带来的痛苦是不能忍受的，是无法解决的，是不可避免的

D. 自杀者对人、对事、对已、对社会均倾向于从阴暗面看问题，常缺乏持久而广泛的社会支持资源

E. 个别自杀者表现为不稳定、不成熟的神经质倾向，常以冲动性的行为如酗酒，过量服药，自伤自残等来发泄自已的情绪

答案 E

43. 一般认为以下哪项不是自杀高危人群

A. 抑郁症患者

B. 精神分裂症患者

C. 反社会型人格障碍患者

D. 精神活性物质滥用者

E. 神经症患者

答案 E

44. 以下有关自杀的危险信号哪一条是对的

A. 表明想自杀的人通常不会自杀

B. 由于想自杀的人大多有精神异常，故应及早接受系统的抗精神病药物治疗

C. 自杀危机过后，情况转好，自杀的危险性依然存在

D. 不能与有自杀可能性的人谈自杀

E. 有自杀行为的人都是想死的

答案 C

45. 以下关于保安处分的叙述哪一个是错的

A. 保安处分是为了保护社会安全所设的制度

B. 是国家的强制性措施之一

C. 属于刑罚的一种

D. 保安处分主要针对有违法行为的精神病人

E. 一般由法院裁决

答案 C

46. 我国有关法律规定，在判定精神病人是否能辨认或控制自己行为时，应

A. 由有关医疗部门鉴定

B. 由有关医疗部门和法院共同鉴定

C. 由法院认定

D. 由法院和公安机关共同调查认定

E. 由公安机关和有关的医疗部门共同鉴定

答案 A

47. 下述哪种精神疾病占司法精神病学鉴定总数的第一位

A. 神经症

B. 性变态

C. 精神分裂症

D. 人格障碍

E. 脑器质性精神病

答案 C

48. 按照我国《婚姻法》的规定，精神病患者

A. 只要双方同意均可以结婚

B. 不能结婚

C. 在疾病未愈的情况下不能结婚

D. 不能离婚

E. 可以结婚，但不能生育子女

答案 C

49. 一个原本正常的人，醉酒后意识障碍时出现犯罪行为，应

评定为

A. 部分责任能力

B. 无责任能力

C. 视具体情况判定为无责任能力或部分责任能力

D. 完全责任能力

E. 视具体情况判定为部分责任能力或完全责任能力

答案 D

50. **对精神发育迟滞患者的责任能力的评定，一般参照智商结果予以评定，智商在多少分以上者为有责任能力**

A. 70

B. 90

C. 50

D. 40

E. 55

答案 C

51. **反社会性人格障碍者出现犯罪行为时应如何评定责任能力**

A. 其辨认能力削弱，应为部分责任能力

B. 尽管其辨认能力削弱，但由于这类人格障碍治疗效果差，且危害大，应评为完全责任能力

C. 其辨认能力存在，但从人道主义出发，应评为部分责任能力

D. 其辨认能力充分，应评为完全责任能力

E. 由于其控制能力削弱，应为部分责任能力

答案 D

52. **癔症分离性障碍，在意识清晰度下降、意识范围缩窄时出现违法犯罪行为，应评为**

A. 无责任能力

B. 部分责任能力

C. 完全责任能力

D. 完全行为能力

E. 无行为能力

答案 B

参考文献

1. 范肖冬等译.《ICD－10 精神与行为障碍分类》. 人民卫生出版社，1993. 9

2. 徐一峰.《精神分裂症》. 人民卫生出版社，2012. 2

3. 中华医学会精神科分会主编.《中国精神障碍分类与诊断标准》（第三版）. 山东科学技术出版社，2001

4. 赵靖平等.《精神药物治疗学》. 人民军医出版社，2005. 5

5. 庞天鉴译.《DSM－IV 分类与诊断标准》（美国精神科学会主编）

6. 孙学礼.《精神病学》. 人民卫生出版社，2008. 6

7. 姜佐宁.《现代精神医学》. 科学出版社，1999

8. 许又新.《许又新文集》. 北京大学医学出版社，2007. 2

9. 赵靖平等.《精神分裂症》. 人民卫生出版社，2012. 2

10. DaviD. S Goldbloom.《精神科临床评估技巧》. 北京大学医学出版社，2010. 9

11. 沈渔邨.《精神病学》（第五版）. 人民卫生出版社，2009. 1

12. 刘协和译.《牛津精神病学教科书》. 四川大学出版社，2010. 2

13. 刘铁桥.《精神病学学习指导与习题集》. 人民卫生出版社，2013. 9

14. 喻东山等.《精神病症状学》. 江苏科学技术出版社，2014. 4

15. 张明园等主译.《精神病学教科书》. 人民卫生出版社，2010. 8

16. 马辛.《精神病学》. 北京大学医学出版社，2013. 12